Medizinethische Entscheidungen am Lebensende

Martin Gäbler

Medizinethische Entscheidungen am Lebensende

Grundlagen, Hintergründe und unterschiedliche Entscheidungen von Ärzten

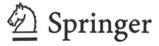 Springer

Martin Gäbler ⓘD
Abteilung für Medizinische Geriatrie
Landeskrankenhaus Villach
Villach, Österreich

ISBN 978-3-658-32958-7   ISBN 978-3-658-32959-4 (eBook)
https://doi.org/10.1007/978-3-658-32959-4

Die Deutsche Nationalbibliothek verzeichnet diese Publikation in der Deutschen Nationalbibliografie; detaillierte bibliografische Daten sind im Internet über http://dnb.d-nb.de abrufbar.

Planung/Lektorat: Renate Scheddin
Springer ist ein Imprint der eingetragenen Gesellschaft Springer Fachmedien Wiesbaden GmbH und ist ein Teil von Springer Nature.
Die Anschrift der Gesellschaft ist: Abraham-Lincoln-Str. 46, 65189 Wiesbaden, Germany

Vorwort des Betreuers

Sehr geehrte Leserinnen und Leser!

Dass sich Ärztinnen und Ärzte in Entscheidungen zu verschiedenen Therapieformen durch ihre Fachausbildungen beeinflussen lassen, mag im ersten Augenblick nicht verwunderlich sein. Von welchen Überlegungen würden sich aber Geriater, Internisten, Pneumologen, Palliativ- und Intensivmediziner leiten lassen sich, wenn es bei einem geriatrischen Patienten mit End-Stage COPD um die Frage ginge, nichtinvasive Beatmung – ja oder nein.

Spielt das Alter der entscheidenden Person eine Rolle, oder sind es eher ethische oder fachliche Überlegungen, die unser Denken hier beeinflussen? Was sind die Prädiktoren für die Therapieentscheidung?

All dem und mehr geht der Autor Dr. Martin Gäbler in der repräsentativen Analyse der 243 retournierten Fragebögen seiner Online-Befragung unter den oben genannten Fachrichtungen nach.

Die Masterarbeit lebt von der Einmaligkeit seiner Fragestellung, der Aufarbeitung und Diskussion. Breiten Raum widmet Kollege Dr. Gäbler der Diskussion der Arten der Entscheidungsfindungen bei derartigen Fragestellungen und gibt dadurch den Leserinnen und Lesern viel Stoff zum Reflektieren aber auch wichtige Hilfestellungen bei zukünftigen Überlegungen zu vielleicht Lebensentscheidenden Therapieoptionen.

Nicht nur einmal nahm ich in der Zwischenzeit die überaus gelungene und anregende Arbeit des Kollegen Dr. Gäbler zur Hand, um einen Gedankengang nochmals nachvollziehen zu können oder eine Original-Literatur nachzulesen.

Ich wünsche Ihnen ein spannendes und anregendes Lesen.

Wien
im September 2020

Prim. Prof. h.c. Dr. Gerald Ohrenberger, MSc

V

Vorwort des Autors

Die Gründe sich mit dem Thema der medizinethischen Entscheidungen am Lebensende und den damit einhergehenden Therapiezielfragen auseinander zu setzen sind vielfältig. Bei mir war es das persönliche Ringen um gute ethische Entscheidungen in meinem Berufsalltag, das den Wunsch nach einem tieferen Verständnis geweckt hat. Zusätzlich aber auch die Erfahrung während meiner Fachausbildung, dass Ärztinnen und Ärzte im Zweifelsfall dazu tendieren die therapeutischen Optionen zu wählen, die ihnen bekannt sind. Hier entstand für mich der Eindruck, dass von verschiedenen Fachbereichen oft unterschiedliche therapeutische Zielsetzungen bei ähnlichen Fällen gewählt werden, was gerade am Lebensende gravierende Auswirkungen für die Patienten haben kann. Diesen Fragen bin ich in der vorliegenden Publikation nachgegangen.

Ich hoffe einerseits mit meiner inhaltlichen Aufarbeitung der Medizinethik am Lebensende dem Interessierten einen Zugang zu dem Thema und das nötige Verständnis und Wissen für eigene Entscheidungen in diesem Bereich zu vermitteln, andererseits aber auch mit den Ergebnissen meiner Studie einen Anstoß zu einem konstruktiven Diskurs über die Faktoren zu geben, die diese Entscheidungen oft unbewusst beeinflussen.

Da seit dem Abschluss meiner Masterarbeit medizinische Leitlinien aktualisiert und gesetzlichen Vorgaben geändert wurden, habe ich das Manuskript vollständig überarbeitet. Fragestellungen die mit der COVID-19 Pandemie dazugekommen sind, wurden im Bereich der ethischen Kontextfaktoren inkludiert, ebenso wie die dazugehörige Literatur.

Villach   Dr. med. univ. Martin Gäbler, MSc
im September 2020   gaebler@richtiggesund.at

Anmerkung: Ein Teil meiner Ergebnisse wurde in Gäbler, M., Ohrenberger, G. & Funk, G.-C. **Treatment decisions in end-stage COPD: who
decides how? A cross-sectional survey of different medical specialties.**
ERJ Open Research 5, 00163–02018 (2019) https://doi.org/10.1183/23120541.
00163-2018 publiziert.

Danksagung

Ich danke allen Teilnehmern meiner Umfrage, ohne sie wäre diese Studie nicht möglich gewesen. Gleichzeitig danke ich auch den Vorständen der teilnehmenden Gesellschaften und deren Sekretärinnen.

Meinem Betreuer, Prof. h.c. Dr. Gerald Ohrenberger, danke ich für seine Unterstützung, insbesondere sein offenes Ohr für meine Fragen, sein logisch-kritisches Hinterfragen von Formulierungen und Konzepten und viele konstruktive Anmerkungen.

Für seine Herausforderung, ein Thema aus meinem Arbeitsalltag zu wählen und seinen Vortrag zum Thema Studiendesign, danke ich meinem Lehrgangsleiter, Univ. Prof. Dr. Christoph Gisinger.

Ebenso danke ich meinen Kollegen an der 1. Internen Lungenabteilung am Otto-Wagner-Spital in Wien und meinen Masterlehrgangskollegen für ihre Unterstützung. Besonders danke ich Prim. PD Dr. Georg-Christian Funk, der mir mit Fragen und Anregungen, sowie bei der Bewältigung der Statistik, eine große Hilfe war. Seine Begeisterung für mein Projekt war eine große Ermutigung für mich.

Für ihr mehrfaches Rechtschreib-Korrekturlesen gebührt meiner Mutter großen Dank, ebenso Dipl.-Fachübersetzerin Tanja Fierus für die Durchsicht des Manuskripts.

Meiner Frau, Dr. scient. med. Gabriele J. Gäbler, MSc, danke ich für Ihre Geduld, Liebe und Ermutigungen. Ihre Bereitschaft auf mich zu verzichten und ihre konstruktiven Fragen, Anmerkungen und Unterstützungen haben wesentlich zu dieser Arbeit beigetragen, auch in der Überarbeitung für die Publikation.

Als Christ und Arzt danke ich aber auch Gott, dass ich eine so spannende und erfüllende wissenschaftliche Arbeit durchführen und abschließen konnte.

Zusammenfassung

Hintergrund: Die COPD ist die fünfthäufigste Todesursache in der EU. Geriatrische COPD-Patienten mit akutem respiratorischem Versagen werden im Krankenhaus von Geriatern, Internisten oder Pneumologen behandelt, aber auch von Palliativ- oder Intensivmedizinern. Die vorliegende Studie stellt die medizinethischen Grundlagen dieser Entscheidungen am Lebensende dar und geht der Frage nach, ob die Fachzugehörigkeit des Behandlers die Therapiezielentscheidung beeinflusst.

Methode: Es wurde eine Online-Querschnittsbefragung unter den Mitgliedern von vier österreichischen Fachgesellschaften durchgeführt. Anhand einer Fallvignette eines geriatrischen End-Stage COPD-Patient mit akutem respiratorischem Versagen musste eine Entscheidung für eine nichtinvasive Beatmung (NIV), eine konservative oder eine palliative Therapie gefällt werden. Weiters wurden Fragen zur Wichtigkeit ethischer Kriterien und der Entscheidungspraxis gestellt. Die teilnehmenden Ärzte wurden entsprechend ihres Arbeitsbereiches in drei Gruppen eingeteilt (Geriater/Palliativmediziner, Pneumologen/Internisten, Intensivmediziner). Die statistische Auswertung erfolgte mittels Kontingenz-, Korrelations- und binär-logistischer Regressionsanalyse. 162 der 243 retournierten Fragebögen konnten in die Auswertung inkludiert werden.

Ergebnisse: Die Teilnehmer entschieden sich in 23 % für eine NIV, in 31 % für eine konservative Therapie und in 46 % für eine Palliativtherapie. Es zeigte sich ein hochsignifikanter Unterschied in den Entscheidungen der drei befragten Gruppen (p = 0,002). Geriatern/Palliativmediziner wählten vorwiegend eine Palliativtherapie (61 %), Pneumologen/Internisten eine konservative Therapie (39 %)

und Intensivmediziner eine Palliativtherapie bzw. NIV (45 % bzw. 33 %). Ältere Ärzte entschieden sich eher gegen eine NIV (p = 0,052).

Schlussfolgerung: Für den einzelnen Patienten hängt die Art seiner Behandlung von dem Fachbereich seines behandelnden Arztes ab. Es benötigt organisatorische und fachliche Anstrengungen, um diese Versorgungsunterschiede auszugleichen.

Abstract

Background: COPD is the fifth leading cause of death in the EU. Geriatric COPD-Patients with acute respiratory failure are treated in the hospital by geriatricians, internists or pulmonologists, as well as palliative care physicians or intensivists. This study presents the medicoethical basis of these decisions at the end of life and aims to clarify if the therapeutic goal is influenced by the specialty of the physician.

Method: An online cross-sectional survey among members of four medical societies was performed. The participants had to decide upon a case-vignette of a geriatric end-stage COPD-patient with acute respiratory failure to determine if they would choose non-invasive ventilation (NIV), conservative or palliative treatment. They were also asked to rate the importance of ethical criteria's and to answer questions about their decision-making. The participating physicians were divided into three groups according to their working area (geriatricians/palliative care physicians, pulmonologists/internists, intensivists). 162 of 243 returned questionnaires were included and contingency-analysis, correlation and binary-logistic regression were performed.

Results: The participants voted in 23 % for NIV, in 31 % for conservative treatment and in 46 % for palliative care treatment. There was a highly significant difference among the decisions of the different groups (p = 0,002). Geriatricians/palliative care physicians voted mainly for palliative care (61 %), pulmonologists/internists for conservative treatment (39 %), and intensivists for palliative care or NIV (45 % vs. 33 %). Older physicians tended to decide against NIV (p = 0,052).

Conclusion: What kind of treatment a single patient receives depends upon the specialty of the physician. Efforts are needed to change these differences in treatment.

Inhaltsverzeichnis

Abkürzungsverzeichnis

AND   Allow Natural Death (Den natürlichen Sterbevorgang zulassen)
COPD   Chronic Obstructive Pulmonary Disease (Chronisch obstruktive Lunge-
       nerkrankung)
DNE   Do-not-escalate (Keine Therapieausweitung)
DNI   Do-not-intubate (Nicht Intubieren)
DNR   Do-not-resuscitate (Nicht Wiederbeleben)
EoL   End of Life (Lebensende)
HQoL   Health-Related Quality of Life (Gesundheitsbezogene Lebensqualität)
ICU   Intensive Care Unit (Intensivstation)
NIV   Non-invasive Ventilation (Nicht-invasive Beatmung)
RCU   Respiratory Care Unit (Beatmungsstation)
QoL   Quality of Life (Lebensqualität)

Abbildungsverzeichnis

Tabellenverzeichnis

Einleitung

1

Im klinischen Alltag entsteht bei geriatrischen Patienten mit fortgeschrittenen schweren Erkrankungen der Eindruck, dass sie in Abhängigkeit der Abteilung, an die sie kommen, unterschiedlich behandelt werden. Insbesondere bei End-Stage COPD-Patienten, die sich akut verschlechtern, scheint die Frage, ob ein kuratives oder palliatives Therapieziel verfolgt wird bzw. ob eine möglicherweise lebenserhaltende (oder auch sterbensverlängernde) Beatmungstherapie begonnen wird, nicht einheitlich entschieden zu werden.

Da diese Problematik in der Literatur bis dato nicht abgebildet ist und es einerseits nicht klar ist, ob der oben geschilderte Eindruck der Realität entspricht, es aber andererseits für den einzelnen Patienten einen gravierenden Unterschied macht, welches Therapieziel verfolgt wird, soll diese Frage mittels einer Fallvignette und eines Fragebogens in einer Querschnittsbefragung unter Ärzten erhoben werden.

Im nun folgenden **Hintergrund** werden die verschiedenen Aspekte von Entscheidungen am Lebensende betrachtet. Es werden neben den gesetzlichen und medizinischen Rahmenbedingungen und Guidelines, die Besonderheiten geriatrischer Patienten und ihrer Therapie an der Intensivstation angesprochen, aber auch das Krankheitsbild der COPD im fortgeschrittenen Stadium und ihre Therapiemöglichkeiten beschrieben. Danach folgt ein Abschnitt, in dem das weite Feld der Medizin-Ethik für Entscheidungen am Lebensende (mit seinen Spannungsfeldern) abgesteckt wird. Hier wird auch die Fragestellung in den historisch-kulturellen Kontext gesetzt und es werden die vier Schwerpunktthemen der klinischen Ethik nach Jonsen et al. (1), die im Fragebogen abgefragt werden, besprochen. Dieses Kapitel schließt mit dem Thema der ethischen Entscheidungsfindung.

Im **Studienziel** erfolgt die Formulierung der Forschungsfrage bzw. Hypothese.

In der **Methodik** werden das Studiendesign und die Entwicklung der Fallvignette und des Fragebogens erläutert. Außerdem werden Teilnehmerrekrutierung, statistische Verfahren und Maßnahmen zum Datenschutz beschrieben. Hier findet sich auch ein Link zum originalen Fragebogen.

Im Kapitel **Ergebnisse** erfolgt die Darstellung der Teilnehmerpopulation, der Therapieentscheidungen und welche Prädiktoren dafür gefunden wurden. Ebenso wird berichtet, wie die ethischen Kriterien bewertet wurden, was den Teilnehmern im eigenen erinnerten Fall und den praktischen Aspekten der Entscheidungsfindung wichtig war.

Im Abschnitt **Diskussion** werden neben der Ergebnisinterpretation, die Stärken und Limitationen, sowie die klinische Relevanz der Studie, beschrieben.

In der **Schlussbemerkung** erfolgen die Zusammenfassung des Hauptergebnisses, sowie ein Ausblick auf nächste Schritte.

Hintergrund

2

Medizinethische Entscheidungen stehen nicht für sich isoliert, sondern im Kontext von gesetzlichen und fachlichen Vorgaben, von gesellschafts-ethischen Wertvorstellungen und von sich änderndem medizinischem Wissen und Möglichkeiten.

2.1 Gesetzliche Rahmenbedingungen in Österreich

Die gesetzlichen Vorgaben zu medizinethischen Entscheidungen am Lebensende sind in Europa unterschiedlich geregelt. Studien zeigen, dass in Holland und Belgien, wo die aktive Euthanasie (Tötung auf Verlangen) im Gegensatz zu Österreich erlaubt ist, Patienten auch ohne ihre Einwilligung zu Tode kommen (2). Schirrmacher schreibt dazu in seinem Ethikbuch (3):

> *„Die Niederländer haben somit nicht die große Freiheit gewonnen, ihr Leben im Leidensfall vorzeitig zu beenden, sondern die Freiheit eingebüßt, ist doch kein Schwerkranker mehr im Krankenhaus seines Lebens sicher".*

In Österreich ist die medizinische Behandlung am Lebensende durch den Gesetzgeber so geregelt, dass die Tötung eines Menschen ohne sein Wollen und Einverständnis (§ 75 STGB – Mord) und die Tötung auf Verlangen (§ 77 STGB), sowie die Beihilfe zum Selbstmord (§ 78 STGB) strafbar sind (4). Anmerkung: Der österreichische Verfassungsgerichtshof hat im Dezember 2020 die Strafbarkeit der „Mitwirkung am Selbstmord" mit Wirkung ab 1.1.2022 aufgehoben (Quelle: www.wienerzeitung.at; Zugriff 22.1.2021). Jeder Arzt hat eine Behandlungspflicht für seine betreuten Patienten (vgl. § 49 Abs 1 ÄrzteG), darf aber – außer im Notfall – keinen Patienten gegen seinen Willen behandeln (§ 110

StGB – Eigenmächtige Heilbehandlung). Ist der Patient nicht in der Lage autonom für sich zu entscheiden und besteht keine wie immer geartete Vorausverfügung oder gerichtlich bestellte Vertretung, so gilt der mutmaßliche Wille des Patienten. Dies muss jedoch v. a. im Rahmen eines Behandlungsabbruches nachträglich glaubhaft nachgewiesen werden, d. h. ein möglicher Irrtum geht hier zu Lasten (Verschulden) des Arztes. Es wird vom Gesetzgeber dabei ein sehr strenger Maßstab angelegt, da es um das hohe Rechtsgut des Lebens geht. Im Zweifelsfall ist immer für das Leben und Überleben zu entscheiden und dem ärztlichem Heilungsauftrag zu entsprechen – „in dubio pro vita" (5).

Es ist in Österreich gesetzlich möglich, mittels einer Patientenverfügung, einer Vorsorgevollmacht oder einer Erwachsenenvertreter-Verfügung, eine Vorausverfügung für den Fall der eigenen Handlungs- bzw. Entscheidungsunfähigkeit zu treffen (6,7).

Die Patientenverfügung wird entweder verbindlich oder nur beachtlich erstellt. Für die Erstellung muss der Patient einsichts- und urteilsfähig sein. Damit die Patientenverfügung verbindlich ist, muss sie mit einem Arzt besprochen worden sein, muss vor einem Rechtsanwalt, einem Notar oder einer (rechtskundigen) Patientenvertretung erstellt werden und muss sehr spezifisch beschreiben, für welchen Fall, welche Maßnahmen abgelehnt werden. Aber es muss auch erkennbar sein, dass der Patient die Folgen der Ablehnung richtig versteht. Diese verbindliche Patientenverfügung ist acht Jahre gültig (6).

Patientenverfügungs-Gesetz, BGBl. I Nr. 55/2006 (6):

§ 2. (1) Eine Patientenverfügung [...] ist eine Willenserklärung, mit der ein Patient eine medizinische Behandlung ablehnt und die dann wirksam werden soll, wenn er im Zeitpunkt der Behandlung nicht entscheidungsfähig ist.

§ 4. In einer verbindlichen Patientenverfügung müssen die medizinischen Behandlungen, die Gegenstand der Ablehnung sind, konkret beschrieben sein oder eindeutig [...] hervorgehen. Aus der Patientenverfügung muss zudem hervorgehen, dass der Patient die Folgen [...] zutreffend einschätzt.

§ 5. Der Errichtung einer verbindlichen Patientenverfügung muss eine umfassende ärztliche Aufklärung einschließlich einer Information über Wesen und Folgen der Patientenverfügung für die medizinische Behandlung vorangehen. Der aufklärende Arzt hat [...] auch darzulegen, dass und aus welchen Gründen der Patient die Folgen der Patientenverfügung zutreffend einschätzt, [...].

§ 8. Eine Patientenverfügung, die nicht alle Voraussetzungen der §§ 4 bis 7 erfüllt, ist dennoch der Ermittlung des Patientenwillens zu Grunde zu legen.

In der Vorsorgevollmacht wird für den Fall der eigenen Handlungsunfähigkeit ein bevollmächtigter Vertreter bestellt. Diese Vorsorgevollmacht und der Eintritt des Vorsorgefalls sind in einem Register einzutragen.

§ 260 AGBG (7):

Eine Vorsorgevollmacht ist eine Vollmacht, die [...] dann wirksam werden soll, wenn der Vollmachtgeber die zur Besorgung der anvertrauten Angelegenheiten erforderliche Entscheidungsfähigkeit verliert. [...].

§ 262 AGBG (8):

(1) Die Vorsorgevollmacht ist vor einem Notar, einem Rechtsanwalt oder einem Erwachsenenschutzverein (§ 1 ErwSchVG) höchstpersönlich und schriftlich zu errichten.

§ 263 AGBG (9):

(1) Die Vorsorgevollmacht und der Eintritt des Vorsorgefalls sind von einem Notar, einem Rechtsanwalt oder einem Erwachsenenschutzverein (§ 1 ErwSchVG) im Österreichischen Zentralen Vertretungsverzeichnis einzutragen. Der Eintritt des Vorsorgefalls darf nur insoweit eingetragen werden, als der Vollmachtgeber die zur Besorgung der anvertrauten Angelegenheiten erforderliche Entscheidungsfähigkeit verloren hat.

Seit 2018 ist in Österreich das Erwachsenenvertretungsgesetz „Erwachsenenschutzrecht" in Kraft und hat damit die sogenannte Sachwalterschaft abgelöst (10). Die gesetzlichen Bestimmungen finden sich im Allgemeinen Bürgerlichen Gesetzbuch (AGBG) §§ 239 – 276. Seither kann mit einer Erwachsenenvertreter-Verfügung im Voraus ein gewählter Erwachsenenvertreter bestimmt oder jemanden ausgeschlossen werden, von dem man nicht vertreten werden möchte. Diese Verfügung wird als „gewählte Erwachsenenvertretung" bezeichnet (11). Ebenso kann im Anlassfall von einer nicht mehr voll handlungsfähigen Person ein Erwachsenenvertreter gewählt werden, sofern er dazu in der Lage ist (12).

§ 244 AGBG (11):

(1) Eine Person kann in einer Erwachsenenvertreter-Verfügung jemanden bezeichnen, der für sie als Erwachsenenvertreter tätig oder nicht tätig werden soll. [...].

(2) Die Erwachsenenvertreter-Verfügung muss schriftlich vor einem Notar, Rechtsanwalt oder Mitarbeiter eines Erwachsenenschutzvereins errichtet und im Österreichischen Zentralen Vertretungsverzeichnis eingetragen werden. [...].

(3) Die verfügende Person kann die Erwachsenenvertreter-Verfügung jederzeit widerrufen. […]. Für den Widerruf genügt es, dass die verfügende Person zu erkennen gibt, dass die Verfügung nicht mehr gelten soll. […].

§ 264 AGBG (12):

Soweit eine volljährige Person ihre Angelegenheiten aufgrund einer psychischen Krankheit oder einer vergleichbaren Beeinträchtigung ihrer Entscheidungsfähigkeit nicht für sich selbst besorgen kann, dafür keinen Vertreter hat und eine Vorsorgevollmacht nicht mehr errichten kann, aber noch fähig ist, die Bedeutung und Folgen einer Bevollmächtigung in Grundzügen zu verstehen, ihren Willen danach zu bestimmen und sich entsprechend zu verhalten, kann sie eine oder mehrere ihr nahe stehende Personen als Erwachsenenvertreter zur Besorgung dieser Angelegenheiten auswählen.

Für einen Patienten, bei dem keine Vorausverfügung besteht und der nicht entscheidungs- und handlungsfähig ist, kann ein gesetzlicher oder gerichtlicher Erwachsenenvertreter bestimmt werden. Die „gesetzliche Erwachsenenvertretung" entspricht der früheren Vertretungsbefugnis durch nächste Angehörige und muss im Österreichischen Zentralen Vertretungsverzeichnis (ÖZVV) eingetragen werden und endet nach drei Jahren. Die „gerichtliche Erwachsenenvertretung" entspricht der früheren Sachwalterschaft, wo vom Gericht ein Vertreter bestimmt wird, wenn keine andere Vertretungsform möglich ist (10).

2.2 Guidelines für medizinethische Entscheidungen am Lebensende

Den Möglichkeiten der Intensivmedizin, das Leben zu erhalten, steht die meist damit verbundene Belastung für den Patienten und oft auch die Unaufhaltsamkeit des Sterbens gegenüber. Nicht alles was machbar ist, ist auch zielführend oder erwünscht (13–15). Ca. 20 % aller Patienten sterben an einer Intensivstation und bei 50 % der Todesfälle an einer Intensivstation geht eine Beschränkung des Therapiezieles voraus (16–18). Solange eine Lebensverlängerung oder Wiederherstellung wahrscheinlich erscheint, sind viele Patienten bereit, dafür große Belastungen auf sich zu nehmen (14,16).

Diese Möglichkeit mit intensivmedizinischen Maßnahmen nicht nur das Leben, sondern auch den Sterbeprozess zu verlängern, bringt zunehmende ethische und emotionale Herausforderungen für Ärzte und Schwestern mit sich. Es scheint für Behandler emotional einfacher zu sein, eine „sinnlose" intensivmedizinische Maßnahme nicht zu beginnen und zu erleben, dass der Patient in Folge

seiner Erkrankung stirbt, als bei einem beginnenden Sterbeprozess eine lebensverlängernde Maßnahme zu beenden und zu erleben, dass der Patient in unmittelbarer
Folge der Maßnahmenrücknahme verstirbt (14,19–26). Insgesamt sind die emo-
tionalen Auswirkungen dieser End-of-Life – Entscheidungen auf Angehörige und
Behandler in Europa noch wenig erforscht (27–30). Valentin (31) schreibt zur
geschilderten Situation in einem Editorial unter Bezug auf das Konsensuspapier
der intensivmedizinischen Gesellschaften Österreichs (13):

> *„Nachdem der Sinn einer Behandlung nur über den Nutzen definiert werden kann,
> ergibt sich sowohl bei (primärem) Nichtvorhandensein als auch (späterem) Wegfall
> des Nutzens die gleiche Konsequenz. Ein primärer Therapieverzicht und ein sekun-
> därer Therapieabbruch unterliegen daher derselben medizinischen und ethischen
> Beurteilung."*

Im Folgenden eine Auflistung wichtiger (intensiv-) medizinischer Empfehlungen
und Guidelines für Entscheidungen am Lebensende:
   2004 wurde ein Konsensuspapier der Intensivmedizinischen Gesellschaften Österreichs mit „**Empfehlungen zum Thema Therapiebegrenzung und
-beendigung an Intensivstationen**" publiziert (13), das in ergänzter Form – nach
der 2006 erfolgten gesetzlichen Einführung der Patientenverfügung – 2008 auf
englisch publiziert wurde (26). Damit wurde erstmals in Österreich eine Stellungnahme zu diesem sensiblen Thema durchgeführt, welches bereits in den achtziger
und neunziger Jahren national und international in der Literatur besprochen wurde
(18,32). Die Bekanntheit und Anwendung dieses o. g. Konsens wurde 2009 mittels einer Umfrage erhoben und 2011 von Wiedermann et al. (33) publiziert. Es
zeigt sich, dass zu diesem Zeitpunkt nur 56 % der Ärzte die Leitlinie kennen.
   Von der Bioethikkommission am Bundeskanzleramt wurden 2011 die
„**Empfehlungen zur Terminologie medizinischer Entscheidungen am Lebensende**" (34) und 2015 die Stellungnahme „**Sterben in Würde, Empfehlungen
zur Begleitung und Betreuung von Menschen am Lebensende und damit
verbundene Fragestellungen**" (35), veröffentlicht.
   Auf die sogenannte „**Münchner Leitlinie zu Entscheidungen am Lebensende**" (36), die nun in der 3.Version – 2013 von der Homepage der Münchner
Universität heruntergeladen werden kann, beziehen sich 2011 Winkler et al. (37)
in ihrem gleichnamigen Artikel. Kernstück ist ein sehr anschauliches Entschei-
dungsflussdiagramm (siehe Abbildung 2.1). Die Auswirkungen dieser 2004 am
Münchner Klinikum eingeführten Leitlinie wurde von Jox et al. (38) erhoben und
2012 publiziert.

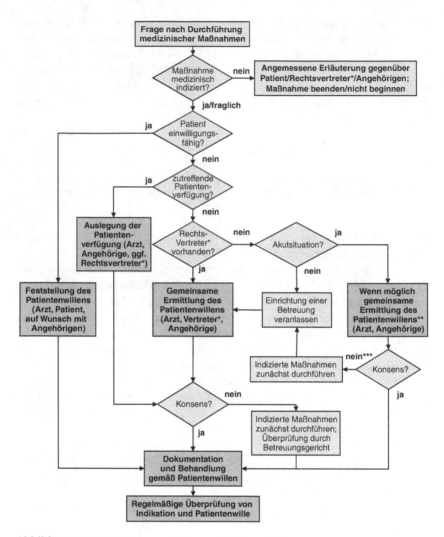

Abbildung 2.1 Algorithmus zur Klärung des Therapiezieles.
Reprinted by permission from Springer Nature Customer Service Centre GmbH: Springer Nature, Ethik in der Medizin, Münchner Leitlinie zu Entscheidungen am Lebensende, Winkler EC, Borasio GD, Jacobs P, Weber J, Jox RJ. © 2011

2013 wurde von der Österreichischen Gesellschaft für Anästhesiologie, Reanimation und Intensivmedizin (ÖGARI) der Artikel „**Therapiezieländerungen auf der Intensivstation – Definitionen, Entscheidungsfindung und Dokumentation**" verfasst, der viele diese Themen zusammenfasst und u. a. subsumiert (15):

> *„Die Säulen jeder medizinischen Entscheidung sind die Indikation und der Patientenwille".*

Der Europarat hat 2014 sein Dokument „**Leitfaden zum Prozess der Entscheidungsfindung zur medizinischen Behandlung am Lebensende**" (39) publiziert, das seit 2010 entwickelt wurde und in erster Linie die ethische Dimension und den Entscheidungsprozess bespricht.

2015 wurde vom European Resuscitation Council, im Rahmen des nun alle fünf Jahre stattfindenden Updates der Reanimationsempfehlungen, das Dokument „**Ethik der Reanimation und Entscheidungen am Lebensende**" (40,41) publiziert. In der Einleitung wird auf die ethischen Prinzipien nach Beauchamp und Childress (42) eingegangen, sowie das Thema Aussichtslosigkeit und Vorausverfügung besprochen. Im Weiteren werden spezielle Reanimationssituationen mit ihrer ethischen Dimension und ihren Handlungsempfehlungen dazu beschrieben. Die Aktualisierung von 2020 bezieht sich speziell auf die mit der Covid-19-Pandemie einhergehenden Fragen (43).

Ebenfalls 2015 wurde das Schweizer Dokument „**Medical ethical guidelines: Intensive-care interventions**" (44) publiziert.

2016 veröffentlichte die Deutsche Interdisziplinäre Vereinigung für Intensiv- und Notfallmedizin (DIVI) ihr Positionspapier „**Grenzen der Sinnhaftigkeit von Intensivmedizin**" (14), wo auch die Spannungsfelder der ethischen Dimension anschaulich dargelegt werden.

Im angloamerikanischen Sprachraum gibt es mehrere hilfreiche Statements für Entscheidungen am Lebensende (v. a. im intensivmedizinischen Kontext). Lanken et al. (29) publizieren 2008 das American Thoracic Society Clinical Policy Statement „**Palliative Care for Patients with Respiratory Diseases and Critical Illnesses**". Von Cook und Roker (45) wird 2014 im New England Jornal of Medicine ein Review mit dem Titel „**Dying with Dignity in the Intensive Care Unit**" publiziert, Nates et al. (46) publizieren 2016 die „**ICU Admission, Discharge, and Triage Guidelines**", Downar et al. (47) geben 2016 mit „**Guidelines for the withdrawal of life-sustaining measures**" eine Übersicht über die Publikationen zur Rücknahme lebenserhaltender Maßnahmen und leiten davon ihre Guidelines ab.

2.3   Besonderheiten geriatrischer Patienten

Die Besonderheiten geriatrischer Patienten an sich und im Bereich der Intensivmedizin und Palliativmedizin reichen von erhöhter Vulnerabilität, Funktionseinschränkung und limitierter Organreserve bis zum Thema der natürlichen
Begrenztheit des verbleibenden Lebens. Aus diesem Grund bedürfen geriatrische Patienten einer speziellen Aufmerksamkeit (48). Als geriatrischen Patient
bezeichnet man üblicherweise einen Patienten mit einem Alter über 70 Jahren mit
Geriatrie-typischer Multimorbidität, wie Immobilität, Instabilität/Sturzneigung,
Inkontinenz, Gebrechlichkeit/Frailty, kognitiver Einschränkung, etc., bzw. generell einen Patient über 80 Jahren (49). Bei Patienten über 80 Jahren geht man per
se von einer erhöhten Vulnerabilität und Gefahr für einen dauerhaften Funktions-
verlust aus (49). Diese Verläufe des Funktionsverlustes am Lebensende können
sehr unterschiedlich sein und sind in Abbildung 2.2 schematisch dargestellt.

Es entspricht dem natürlichen Verlauf des Lebens, dass mit dem Alter die
Mortalität zunimmt. Allerdings macht der prädiktive Anteil des Alters in der
intensivmedizinischen Mortalitätsprognose mittels APACHE-Score (50) nur 7 %
aus, wie Valentin (51) mit Verweis auf Knaus (52) schreibt. Bei Patienten über
84 Jahren ist das Alter jedoch ein unabhängiger Prädiktor der Mortalität, aber
der Schweregrad der Erkrankung beeinflusst die Mortalität deutlich mehr und es
wird der Schluss gezogen, dass hohes Alter an sich keinen Grund für die Verweigerung einer intensivmedizinischen Behandlung darstellt (53). Sprung et al.
(54) schreiben in der ELDICUS-Studie, dass ältere Patienten öfter als jüngere,
nicht auf eine ICU aufgenommen werden, aber signifikant mehr von dieser
Aufnahme profitieren würden und plädieren daher für eine Änderung in den
Triage-Entscheidungen.

Scarpazza et al. (55) berichten in einer prospektiven Studie über den erfolgrei-
chen Effekt der nicht-invasiven Beatmung (NIV) bei geriatrischen Patienten mit
akutem respiratorischem Versagen, bei denen ein Do-not-Intubate Status (DNI)
besteht, was von Shortgen et al. (56) in einer Beobachtungsstudie bestätigt wird.
Piroddi et al. (57) beschreiben 2016 in einem Übersichtsartikel die Datenlage und
den Erfolg der NIV bei geriatrischen Patienten mit respiratorischem Versagen,
welcher invers mit den Komorbiditäten und der initialen Bewusstseinslage bzw.
direkt mit einer raschen Beherrschung der respiratorischen Situation, korreliert.

Hamel et al. (58) zeigen in der SUPPORT-Studie, dass es pro Lebensdekade
zu einer 15-prozentigen Abnahme der Entscheidungen für eine notwendig gewor-
dene lebenserhaltende Beatmungstherapie bei älteren Patienten kommt. In einer
norwegischen Studie werden Befürchtungen angesprochen, dass begrenzte Ressourcen, insbesondere die verfügbare Zeit für die Patienten, zu einer Form des

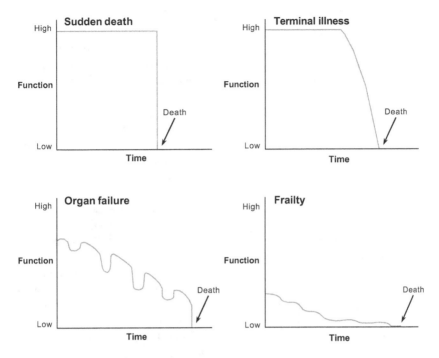

Abbildung 2.2   Mögliche Verläufe des Funktionsverlustes am Lebensende.
Reprinted by permission from John Wiley and Sons: Lunney, J.R., Lynn, J. and Hogan, C.
(2002), Profiles of Older Medicare Decedents. Journal of the American Geriatrics Society,
50: 1108–1112. doi:10.1046/j.1532-5415.2002.50268.x

Ageism (d. h. einer Diskriminierung aufgrund des Alters) führen können (59).
Als Ursache wird angegeben, dass für Ärzte ein Grundwert in der Behandlung
„einen Unterschied für den Patienten machen" zu sein scheint und dies bei den
oft chronisch kranken, multimorbiden Patienten kaum mehr möglich ist und ihnen
daher weniger Aufmerksamkeit gewidmet wird. Allerdings wurde in einer kanadischen Studie gezeigt, dass 80 % der geriatrischen Patienten mit einer schweren
Erkrankung am Lebensende eine nicht so aggressive, mehr auf das Wohlbefinden
ausgerichtete, Therapie bevorzugen und eine Wiederbelebung eher ablehnen (60).
   Bei geriatrischen Patienten ist das respiratorische Versagen eine häufige
Todesursache, weswegen multidimensionale Ansätze in ihrer Behandlung benötigt werden, die ihre besonderen Bedürfnisse, Komorbiditäten und geriatrischen
Syndrome mitberücksichtigen (61).

2.4   Die COPD im fortgeschrittenen Stadium

Die chronisch obstruktive Lungenerkrankung (COPD) gehört weltweit zu den
häufigsten Erkrankungen und Todesursachen (62). Sie ist die fünfthäufigste Todesursache in der EU und die häufigste Todesursache innerhalb der Gruppe der
Lungenerkrankungen (63). In Österreich sind geschätzte 11 % der über 40jäh-
rigen an COPD erkrankt, wobei diese Zahlen unsicher sind (64–66). Bei 9 %
aller Patienten, die im Zeitraum von 1998 bis 2008 auf 87 österreichischen Intensivstationen aufgenommen wurden, fand sich (mit über die Jahre zunehmender
Tendenz) eine COPD (67). Die Versorgungsangebote und Ressourcen für die
Behandlung von COPD Patienten variieren je nach Region und Krankenhaus
(65,68).

Die COPD ist eine chronisch verlaufende, entzündliche Atemwegserkrankung,
die in erster Linie durch inhalierte Noxen (Rauch) zu einer zunehmenden Einen-
gung der kleinen Atemwege und weiter zu einer Überblähung der Lungenbläschen
(Emphysembildung) mit Zerstörung des Lungengewebes führt (62). Die Diagnose
der Erkrankung wird in Erwägung gezogen, wenn Patienten über (Belastungs-)
Atemnot, chronischem Husten und / oder Auswurf klagen und sie Risikofakto-
ren für die Erkrankung ausgesetzt waren, insbesondere (in unseren Breiten) dem
Tabakrauch. Die Diagnose wird gestellt, wenn im Lungenfunktionstest die Atem-
wegsobstruktion nach Bronchodilatation nicht vollständige reversibel ist, und das
Verhältnis von FEV1/FVC[1] kleiner 0,7 ist oder alternativ unter der unteren Norm-
grenze liegt (62). Die Schweregradeinteilung erfolgt in vier Stufen nach den
GOLD-Kriterien, in Abhängigkeit der Atemflussbehinderung – siehe Tabelle 2.1.

Tabelle 2.1 GOLD-
Schweregradeinteilung der
COPD

Schweregrad		FEV1 (% predicted) nach Bronchodilatation
GOLD 1:	Leicht	>80 %
GOLD 2:	Mittelgradig	50–79 %
GOLD 3:	Schwer	30–49 %
GOLD 4:	Sehr schwer	<30 %

Quelle: Eigene Darstellung nach (62,69)

---

[1] FEV1/FVC = Einsekundenkapazität (Luftvolumen welches in der ersten Sekunde maximal
ausgeatmet werden kann) im Verhältnis zur Vitalkapazität (Volumen welches insgesamt bei
maximaler Anstrengung ausgeatmet werden kann).

Für die weitere Einschätzung wird ein kombiniertes Assessment durchgeführt (siehe Abbildung 2.3), in dem die stattgehabten Exazerbationen und die Symptomlast berücksichtigt werden, letztere mittels mMRC (Modified British Medical Research Council Questionnaire) oder CAT (COPD Assessment Test) (62).

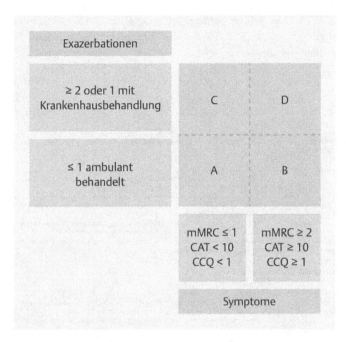

Abbildung 2.3   Einteilung der COPD anhand des kombinierten Assessment.
Reprinted with permission from: Vogelmeier C, Buhl R, Burghuber O et al. Leitlinie zur Diagnostik und Therapie von Patienten mit chronisch obstruktiver Bronchitis und Lungenemphysem (COPD). Pneumologie 2018; 72(04): 253–308. doi:10.1055/s-0043-125031. © Georg Thieme Verlag KG.

Für die medikamentöse Therapie dieser Erkrankung werden in erster Linie inhalative Bronchodilatatoren nach einem Stufenschema verwendet (62,70).

Die **fortgeschrittene (advanced) COPD** definiert sich klinisch durch ein fortgeschrittenes Krankheitsstadium (GOLD III und IV, bzw. Gruppe D im erweiterten Assessment) mit deutlichen Einschränkungen im Alltag (63). Die Bezeichnung „**End-Stage**" wird im allgemeinen für das schwerste Stadium einer fortgeschrittenen, nicht-heilbaren Erkrankung mit hohen funktionellen Einschränkungen verwendet, wobei die Lebenserwartung zumeist unter sechs Monaten liegt (71). Der Ausdruck „**Terminalstadium**" wird als Synonym für den zeitlichen Bereich vor dem zu erwartenden Tod verwendet (35,72). COPD-Patienten haben im Vergleich zu onkologischen Patienten in diesem Stadium eine höhere Symptomlast und eine höhere funktionelle Einschränkung über einen längeren Zeitraum (73,74). Die größte Belastung für die Patienten sind die Atemnot und die körperliche Schwäche (75). Zhou et al. (71) geben in ihrem Artikel einen guten Überblick über verschiedene Definitionen der fortgeschrittenen COPD (siehe Tabelle 2.2).

Tabelle 2.2 Definition der End-Stage COPD

Items	Criteria
Definition of end-stage pulmonary disease (life expectancy of 6 months or less) by the US National Hospice and Palliative Care Organization	
Severe chronic lung disease	
Disabling dyspnea	Dyspnea at rest, poorly or unresponsive to bronchodilators, resulting in decreased functional capacity (e.g., bed-to-chair existence), fatigue, and cough. Objective evidence: $FEV_1 < 30\%$ pred after bronchodilator (not necessary to obtain)
Disease progression	Increasing visits to the emergency department or hospitalizations for pulmonary infections and/or respiratory failure or increasing clinician home visits before initial certification. Objective evidence: serial decrease of $FEV_1 > 40$ ml/year (not necessary to obtain)
Hypoxemia at rest on room air	$PO_2 \leq 55$ mmHg or oxygen saturation $\leq 88\%$ on supplemental oxygen determined either by arterial blood gases or oxygen saturation monitors or hypercapnia, as evidenced by $PCO_2 \geq 50$ mmHg
Right heart failure	Secondary to pulmonary disease (cor pulmonale) (e.g., not secondary to left heart disease or valvulopathy)
Unintentional progressive weight loss	>10% of body weight over the preceding 6 months
Resting tachycardia	>100/min
Definition of end-stage COPD by clinical features	
Airflow limitation	Very severe ($FEV_1 < 30\%$ pred)
Performance status	Severely limited and declining
Other criteria (at least one)	Advanced age; Presence of multiple comorbidities; Severe systemic manifestations/complications of COPD (e.g. chronic respiratory failure, body composition alterations, peripheral muscle dysfunction, respiratory muscle dysfunction, osteoporosis, pulmonary hypertension, cardiac impairment, fluid retention/edema)
Group D patients defined by GOLD	
Characteristic	High risk, more symptoms (compared with group A, B and C patients)
Spirometric classification	GOLD 3 or 4 (Severe or Very Severe airflow limitation)
Exacerbations per year	≥ 2
mMRC or CAT	mMRC grade ≥ 2 or CAT score ≥ 10

FEV_1: Forced expiratory volume in 1 s; COPD: Chronic obstructive pulmonary disease; GOLD: Global Initiative for Chronic Obstructive Lung Disease; mMRC: Modified British Medical Research Council questionnaire; CAT: Chronic Obstructive Pulmonary Disease Assessment Test.

Reprinted by permission from Wolters Kluwer Health, Inc.: Zhou HX, Ou XM, Tang YJ, Wang L, Feng YL. Advanced Chronic Obstructive Pulmonary Disease: Innovative and Integrated Management Approaches. Chinese Medical Journal; 2015;128:2952-9. www.cmj.org

Bei der End-Stage-COPD, im terminalen Stadium und bei akuten Verschlechterungen (Exazerbation) der fortgeschrittenen COPD mit respiratorischer Insuffizienz und Hyperkapnie, reicht die Therapie mit Sauerstoff und Medikamenten oft nicht mehr aus und diese Patienten benötigen unter Umständen eine maschinelle

Atemunterstützung und/oder eine palliative Betreuung mit Symptomkontrolle der Atemnot.

Bei einer solchen Exazerbation mit akutem respiratorischem Versagen ist bei einem oft lebensbedrohten Patienten der unmittelbare Verlauf nicht vorhersehbar und es besteht Unklarheit über das Wiederherstellungspotential und die noch zu erwartende Lebenspanne (76). Viele dieser Patienten sind in dieser Situation aufgrund einer Bewusstseinseinschränkung nicht mehr in der Lage, klar verstehen und kommunizieren zu können. Hier sind die Anforderungen an die Behandler und deren Team groß, insbesondere wenn dann End-of-Life Entscheidungen im Sinne einer Therapieeinleitung oder -begrenzung getroffen werden müssen (77–80).

Häufig ist in diesen Fällen eine Nichtinvasive Beatmung (NIV), d. h. über eine Maske, möglich, bzw. es wird, falls es der Zustand (z. B. bei fehlenden Schutzreflexen) erfordert, eine invasive Beatmung über einen endotrachealen Tubus durchgeführt. Laut den derzeitigen Empfehlungen für die Einleitung einer NIV bei hyperkapnischer akuter respiratorischer Insuffizienz, soll bei einem $pH < 7,35$ und $PaCO_2 > 45$ mmHg mit der NIV begonnen werden, sobald die medikamentöse Standardtherapie nicht ausreicht (siehe Abbildung 2.4). Es wird stark empfohlen, bei einem $ph < 7,30$ auf alle Fälle mit einer NIV zu beginnen, da hier mit hoher Wahrscheinlichkeit eine endotracheale Intubation (also invasive Beatmung) notwendig werden wird und ein hohes Mortalitätsrisiko besteht (81–85).

Horvath et al. (86) schreiben 2013 in einem Abstract für den Kongress der European Respiratory Society, dass COPD-Patienten mit akutem respiratorischem Versagen von der Einleitung der NIV bereits auf der Notaufnahme profitieren würden. Im Gegensatz zu Europa ist die NIV in den amerikanischen Emergency Departments etabliert (87). Allerdings ist eine Vergleichbarkeit der Situation wegen der unterschiedlichen Strukturen der Erstversorgungszentren in Europa und Amerika nicht möglich.

Ouanes et al. (88) können in einer rezenten Arbeit zeigen, dass eine empirische Antibiotikatherapie bei intensivpflichtigen Patienten mit akut exazerbierten COPD (EACOPD) keinen Überlebensvorteil bringt, wohl aber eine NIV.

Für Patienten, die eine invasive Beatmung ablehnen, besteht die Möglichkeit, eine NIV als Ceiling-Therapie zu erhalten, d. h. diese Maßnahme ist die Maximaltherapie und es erfolgt keine weitere Therapieeskalation. Diese NIV-Ceiling-Therapie wird dann entweder unter einer kurativen Perspektive oder palliativ, zur Erleichterung der Atemanstrengung und Atemnot, eingesetzt und führt zu einem verbesserten Outcome (89–91).

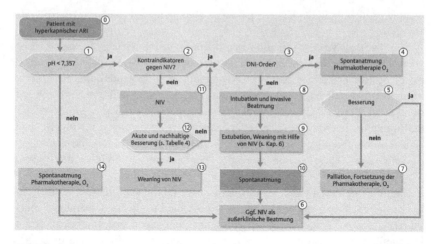

Abbildung 2.4 Algorithmus für die Einleitung einer NIV bei akutem hyperkapnischem respiratorischem Versagen.
Reprinted with permission from: Westhoff M, Schönhofer B, Neumann P et al. Nicht-invasive Beatmung als Therapie der akuten respiratorischen Insuffizienz. Pneumologie 2015; 69(12): 719–756. doi:10.1055/s-0034-1393309. © Georg Thieme Verlag KG

Ein zweiter Anwendungsbereich der NIV bei der COPD besteht bei chronischer Hyperkapnie, wo die NIV als nächtliche Heimbeatmung zu einer Verminderung der Mortalität führt, wenn darunter eine Normokapnie erreicht werden kann (82,92).

Insgesamt ist die Indikation und Wirkung der Nicht-invasiven Beatmung (NIV) sowohl beim akuten als auch chronischen hyperkapnisch-respiratorischen Versagen gut abgesichert (82,83,85,93). Allerdings ist aufgrund mangelnder organisatorischer und personeller Ressourcen die NIV nicht allen dafür geeigneten COPD-Patienten zugänglich (68,94).

Eine der wichtigsten ärztlichen Aufgaben bei fortgeschrittener und terminaler COPD ist die Kontrolle des Symptoms Atemnot, insbesondere da, wo eine kausale Therapie nicht mehr möglich ist (77). Die Medikamentengruppe mit der besten Wirkung gegen Atemnot sind Opioide (95,96). Patienten mit fortgeschrittener COPD weisen am Lebensende eine deutlich höhere Symptomlast über einen längeren Zeitraum auf und erhalten weniger Palliativ- und Hospizversorgung als onkologische Patienten. Sie leiden v. a. unter dem Symptom Atemnot und ihrer Funktionseinschränkung (97,98). Historisch gesehen, bekamen v. a. onkologische Patienten eine palliativmedizinische Betreuung, wofür es auch

seit Jahren gute Leitlinien gibt (99), wohingegen schwere Erkrankungen wie die
COPD und Herzinsuffizienz kaum bzw. erst deutlich später berücksichtigt wurden
(100). Die palliativen Bedürfnisse von COPD-Patienten sind damit noch immer
unterschätzt und es benötigt weiterer Anstrengungen um diese Patienten gut pal-
liativmedizinisch zu versorgen (29,74,101–103). Palliativmedizin und kurative
Medizin schließen sich nicht gegenseitig aus, sondern ergänzen einander (siehe
Abbildung 2.5) (29,104), weshalb zu Recht die Integration der Palliativmedizin
schon in die Notaufnahme gefordert wird (105) und auch ohne die Begrifflichkeit
„Palliativmedizin" in vielen Bereichen bereits eingebunden ist.

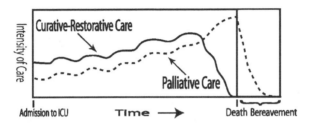

Abbildung 2.5   Kombinierte kurative und palliative Therapie im Krankheitsverlauf an der
Intensivstation.
Reprinted with permission of the American Thoracic Society. Copyright © 2020 American
Thoracic Society. All rights reserved. Lanken PN, Terry PB, DeLisser HM, Fahy BF, Hansen-
Flaschen J, Heffner JE, et al. 2008. An Official American Thoracic Society Clinical Policy
Statement: Palliative Care for Patients with Respiratory Diseases and Critical Illnesses. Am
J Respir Crit Care Med; 177(8):912–27. The American Journal of Respiratory and Critical
Care Medicine is an official journal of the American Thoracic Society.

McNeely et al. (106) untersuchen 1997 unter 279 kanadischen Ärzten, wann
sie ihre End-Stage COPD-Patienten ansprechen, um eine möglicherweise notwendige Entscheidung für eine mechanische Beatmung zu besprechen. Sie zeigen,
dass diese Fragen mit weniger als 40 % der Patienten besprochen werden und dass
53 % der Ärzte die abgegebenen Informationen gelegentlich je nach gewünschter
Entscheidung modifizieren. 60 % geben an, dass die Lebensqualität des Patienten von hoher Wichtigkeit für die Entscheidung sei. Die Patientencharakteristika,
die als Grund gegen eine Beatmung genannt wurden, sind in 97,8 % eine schwere
Demenz, in 88,9 % schwere Komorbiditäten, die mit einer Lebenserwartung unter
einem Jahr einhergehen und in 84,2 % ein schlechter funktioneller Zustand (definiert als Schwierigkeit, das Bett zu verlassen). Nur 26 % würden sich bei einem
schwerem Raucher, 17 % bei einem Patient mit schwerer Depression und 16 %

bei einem Alkoholiker gegen eine Beatmung aussprechen. Je älter aber die Ärzte sind, desto eher finden sie, dass bei Alkoholikern keine Beatmung durchgeführt werden sollte.

2.5   Grundlagen der Medizinethik

„Medizinethik, [...] befasst sich mit Fragen nach dem moralisch Gesollten, Erlaubten und Zulässigen speziell im Umgang mit menschlicher Krankheit und Gesundheit" (107).

Überall in der Medizin, wo Entscheidungen getroffen werden (müssen), die dem Patienten nützen oder schaden können, kommen unweigerlich (bewusst oder unbewusst) ethische Überlegungen und Werte mit in den Entscheidungsprozess. Es geht also nicht einfach nur um die Anwendung von medizinischem Wissen, sondern darum, dieses zum Wohl des Patienten einzusetzen. Insbesondere in Situationen am Lebensende, wo der Erfolg einer notwendigen therapeutischen Maßnahme unsicher ist, bzw. wo die mögliche Belastung für den Patienten größer als der Nutzen sein kann, benötigt es bewusste ethische Überlegungen um gute Entscheidungen zu treffen. Einfach gesagt, die Ethik fragt nach „dem Guten" in der jeweiligen Situation (1,107–109).

Dem deutschen Begriff der „Medizinethik" steht im angloamerikanischen Sprachraum der Begriff „Biomedical Ethics" oder „Bioethics" gegenüber, der noch weiter gefasst ist (107).

Medizinethische Prinzipien sollen in unklaren Entscheidungssituationen helfen, möglichst unabhängig von zugrunde liegenden weltanschaulichen Wertesystemen zu einer Klärung zu kommen, indem es sich auf gemeinsame „zentrale Leitwerte medizinischen Handelns" (110) bezieht.

Bereits seit der Antike sind ethische Prinzipien bekannt. Am meisten vermutlich das im Hippokratischen Eid beschriebene „Primum nihil nocere", und das Gebot, niemandem tödliches Gift zu reichen (111–113). Die dem Hippokratischen Eid zugrunde liegenden Einstellungen werden auf Pythagoras zurückgeführt und waren (zu einer Zeit in der es nicht unüblich war, sich selbst im Falle einer schweren Erkrankung umzubringen), möglicherweise nicht die Meinung der Mehrheit (109,112–114). Seit der Zeit Jesus von Nazareth vor 2000 Jahren, dessen radikale Grundeinstellung der christlichen Nächstenliebe mit dem hippokratischen Grundwerten übereinstimmte, war diese Nächstenliebe über die Jahrhunderte hinweg der Beweggrund für den Großteil der erbrachten Krankenfürsorge (114,115). Ebenso gehen auch viele medizinische Anstrengungen

des 18.-20. Jahrhunderts auf christlich-missionarische Initiativen zurück (116).
Allerdings zeichnet sich mit dem Aufstieg der Naturwissenschaft in der „nach-
aufklärerischen Moderne" die Einstellung ab, dass alles machbar ist und dass
die Wissenschaft die Antwort auf alles hat (109,117,118). Was passieren kann,
wenn ethische Werte und Normen verlassen werden, zeigte sich unter den Natio-
nalsozialisten im dritten Reich, mit den Tötungen (Euthanasie) von Menschen,
die als „unwertes Leben" klassifiziert wurden und in den medizinischen Expe-
rimenten an Häftlingen in Konzentrationslagern (119–121). Diese Verbrechen
und die darauffolgenden Nürnberger Ärzteprozesse führten 1947 zum Nürnberger
Kodex, wo u. a. die Prinzipien des freiwilligen Einverständnisses für medizinische Versuche und der Möglichkeit dieses, jederzeit ohne Angabe von Gründen,
zurücknehmen zu können, festgelegt wurden (121–123). Das sogenannte „Genfer
Gelöbnis", eine Adaptierung des Hippokratischen Eides, wurde 1948 als „Deklaration von Genf" vom Weltärzteverband verabschiedet (112,120,124), ebenso wie
1964 die „Deklaration von Helsinki" als internationaler Kodex für ärztliche Ethik
(107,123,124). Vom Europarat wurde 1997 die „Menschenrechtskonvention zur
Biomedizin" kurz „Biomedizinkonvention" bzw. „Oviedo-Konvention" als Ergänzung zur allgemeinen Menschenrechtskonvention, zur Unterzeichnung aufgelegt
(125,126).

1966 zeigte Beecher anhand vieler Beispiele auf, dass auch in der USA
unethische Wissenschaft betrieben wurde und forderte die Herausgeber wis-
senschaftlicher Journale auf, solche Artikel nicht zu publizieren (127,128). In
weiterer Folge führten Untersuchungen über Experimente an Patienten, die ohne
ihr Wissen an ihnen durchgeführt worden waren, 1979 zum Belmont Report, der
u. a. das Prinzip der Autonomie und das Prinzip des besonderen Schutzes für
Patienten, die in Ihrer Autonomie eingeschränkt sind, darlegte (123,129). Eine
(angloamerikanische) Übersicht wichtiger Statements und Kommissionen für die
Forschungsethik wurde 2006 von Fischer publiziert (130).

Zeitgleich mit dem Belmont-Report wurde von Beauchamp und Childress
1979 das Buch „Principles of Biomedical Ethics" (42) publiziert, das sich auf
vier allgemeine ethische Prinzipien beruft und als Standard in der derzeitigen
medizinischen Ethik gilt (41,14,107,131–133). Diese vier Prinzipien sind das
Benefizprinzip, das Nonmalefizprinzip, die Autonomie und die Gerechtigkeit
(siehe Abbildung 2.6).

Die Hauptkritik an den Prinzipien von Beauchamp und Childress betreffen
den Mangel an einem zugrundeliegenden ethischen Konzept und fehlenden Werten, bzw. dem vorherrschendem Pragmatismus (107,131,134–136). Tong (134)
schreibt dazu, dass das Benefiz- und Nonmalefizprinzip dem Grundsatz des hippokratischen Eides, im besten Sinne des Patienten zu handeln, entspricht und dass

Ethisches Prinzip	Erläuterung
Benefizprinzip	Verpflichtung, Gutes zu tun
Nonmalefizprinzip	Verpflichtung, Schlechtes abzuwehren, nicht zu schaden
Autonomie	Verpflichtung, die individuelle Persönlichkeit und deren Recht auf unabhängige Selbstbestimmung zu respektieren
Gerechtigkeit	Verpflichtung, Diskriminierung zu vermeiden und Ressourcen gleich und nicht willkürlich zu verteilen, Verteilungsgerechtigkeit, Verteilungsethik

Abbildung 2.6 Erläuterung der vier ethischen Prinzipien von Beauchamp und Childress (42).
Reprinted with permission from: Heppner H J, Singler K, Gosch M et al. Notfallversorgung geriatrischer Patienten: Wann ist genug genug?. DMW – Deutsche Medizinische Wochenschrift 2015; 140(23): 1780–1782. doi:10.1055/s-0041-107948. © Georg Thieme Verlag KG.

Autonomie und Gerechtigkeit grundsätzliche moralische Werte Amerikas sind. Der angesprochene Pragmatismus muss aber nicht schlecht sein, da er dem Arzt in der Akutsituation hilft, einen (meist komplexen) Sachverhalt rascher zu entscheiden. Was bei all diesen Entscheidungen unter Zeitdruck nicht außer acht gelassen werden darf, ist, dass sich manche Sachverhalte erst mit der Zeit klären lassen bzw. herauskristallisieren und man (auch) deswegen „in dubio pro vita" entscheidet (109).

Jonsen et al. (1) setzen 1982 in ihrem Buch „Clinical ethics: a practical approach to ethical decisions in clinical medicine" den Schwerpunkt anders und definieren vier Themenbereiche, die der klinischen Fragestellung eher entsprechen als der Ansatz von Beauchamp et al. (42,137–139). Im Gegensatz zu den „Vier ethischen Prinzipien" von Beauchamp et al. werden sie als die „Vier Quadranten" oder „The Four Topics" bezeichnet, mit den Bereichen ‚Medizinische Indikation', ‚Patientenautonomie', ‚Lebensqualität' und ‚Kontextfaktoren'. Die folgenden zwei Abbildungen des „The Four Topic Chart" (siehe Abbildung 2.7 und 2.9) von Jonsen et al. (1) geben einen Überblick über diese Bereiche, die im Folgenden erläutert werden.

Medical Indications	Preferences of Patients
The Principles of Beneficence and Nonmaleficence 1. What is the patient's medical problem? Is the problem acute? chronic? critical? reversible? emergent? terminal? 2. What are the goals of treatment? 3. In what circumstances are medical treatments not indicated? 4. What are the probabilities of success of various treatment options? 5. In sum, how can this patient be benefited by medical and nursing care, and how can harm be avoided?	The Principle of Respect for Autonomy 1. Has the patient been informed of benefits and risks of diagnostic and treatment recommendations, understood this information, and given consent? 2. Is the patient mentally capable and legally competent or is there evidence of incapacity? 3. If mentally capable, what preferences about treatment is the patient stating? 4. If incapacitated, has the patient expressed prior preferences? 5. Who is the appropriate surrogate to make decisions for an incapacitated patient? What standards should govern the surrogate's decisions? 6. Is the patient unwilling or unable to cooperate with medical treatment? If so, why?

Abbildung 2.7 Fragen zu den Bereichen „Medizinische Indikation" und „Patientenwille" und ihr Bezug zu den ethischen Prinzipien von Beauchamp & Childress. Republished with permission of McGraw Hill LLC, from: Clinical ethics: a practical approach to ethical decisions in clinical medicine, Jonsen, Albert R., Siegler, Mark, Winslade, William J., eighth edition, 2015; permission conveyed through Copyright Clearance Center, Inc.

2.5.1 Medizinische Indikation

Die **medizinische Indikation** umfasst sowohl das Fürsorge-Prinzip, als auch das Nichtschaden-Prinzip und stellt dabei Fragen nach der Diagnose, der Prognose, dem Therapieziel, der Erreichbarkeit desselben und dem Behandlungskonzept, aber auch welche unerwünschten Folgen die Behandlung für den Patienten verursachen und wie man Schaden für den Patienten vermeiden kann (1,14,138).

Viele Patienten bekommen im letzten Lebensabschnitt aus den verschiedensten Gründen eine **Übertherapie**, was ihnen weder Lebensqualität noch Lebenslänge vermittelt, sondern in erster Linie belastend ist (140–142). Cardona-Morrell et al. (141) konnten in einer Übersichtsarbeit zeigen, dass bis zu 38 % der Patienten in den letzten sechs Lebensmonaten Behandlungen bekommen, die ihnen nicht helfen. Carlet et al. (20) sprechen in ihrem Statement aber auch das Problem an, dass eine zu früh getroffene Entscheidung für einen Therapierückzug zu unbeabsichtigten Todesfällen führen kann. Die Einschätzung, ob eine Maßnahme den gewünschten Erfolg bringt, kann nur mit einer gewissen Wahrscheinlichkeit getroffen werden. Ebenso die Frage ob eine Maßnahme überhaupt sinnvoll ist, wenn die Erfolgsaussicht gering oder nicht gegeben ist. Dies wird im Angloamerikanischen unter dem Begriff „Futility" subsumiert (1,139).

„Futiltiy" lässt sich mit „Vergeblichkeit", „Zwecklosigkeit" oder „Sinnlosigkeit" übersetzen (143). Jox et al. (144) zeigen in einer qualitativen Umfrage, dass es den 29 befragten Ärzten und Schwestern aus dem Intensiv- und Palliativbereich schwer fällt zu definieren, wann lebenserhaltende Maßnahmen als zwecklos „futile" zu bezeichnen sind. Zwei Drittel von ihnen assoziieren „Futility" mit einem Versagen der Behandlung, einen Benefit für die Lebensqualität des Patienten zu erbringen. Jonsen et al. (1) schreiben, dass sich Ärzte in der Einschätzung, ob eine Therapie sinnvoll oder sinnlos ist, deutlich unterscheiden. Die Grenze, ab der eine Maßnahme als zwecklos erscheint, wird von Ärzten zwischen 0 bis 50 % Erfolgs-wahrscheinlichkeit angegeben, der Großteil gibt aber eine Grenze von 10 % an (1,145,146). Gabbay et al. (146) zeigen in einer Übersichtsarbeit die Ergebnisse von Studien, ab welcher Versagensrate eine Therapiemaßnahme als ‚futile' anzu-sehen ist (siehe Abbildung 2.8). Schneiderman et al. (147) definieren in ihrer häufig zitierten Arbeit, dass eine Maßnahme bei einer Erfolgsaussicht unter 1 % als ‚futile' zu betrachten ist.

Sokol (138) schreibt unter Hinweis auf Jonsen et al. (1), dass sich Futility in die Bereiche **physiologische**, **quantitative** und **qualitative Futility** unterteilen lässt. Unter „physiologischer Futility" wird der Effekt von Maßnahmen verstan-den, die eindeutig wirkungslos sind, bzw. aufgrund ihres Mechanismus nicht den gewünschten Effekt erzeugen können, wie z. B. die Therapie eines gram-negativen Erregers mit einem Antibiotikum, welches nur im gram-positivem Bereich wirkt. „Quantitative Futility" beschreibt Maßnahmen, die nur eine geringe Aussicht auf Erfolg haben, wie z. B. die Wiederbelebung nach einem längeren Kreislaufstill-stand. Als „qualitative Futility" werden solche Maßnahmen bezeichnet, deren schlechtes funktionelles Outcome nicht wünschenswert sei. Als Beispiel wird eine erfolgreiche Reanimation mit dem Ergebnis eines schweren hypoxischen Hirnschadens genannt.

Jox et al. (144) differenzieren **Futility als sachliches Urteil** (oder **Fakten-urteil**) „Futility as factual judgement" und als **Werteurteil** „Futility as value judgement". Zur Klärung der sachlichen Entscheidung (Faktenlage) muss vom Behandler die Frage „Gibt es eine realistische Chance, das Therapieziel zu errei-chen?" beantwortet werden, d. h. es wird nach der medizinischen Indikation gefragt. Für die Werteentscheidung muss (nach Information durch den Arzt) der Patient die Frage „Ist der Nutzen (Benefit) der Behandlungszielerreichung höher als das Risiko und die Belastung der dafür notwendigen Intervention?" im Sinn einer Kosten-Nutzen-Risiko-Abwägung für sich bewerten und antwortet damit im Sinn der Patientenautonomie.

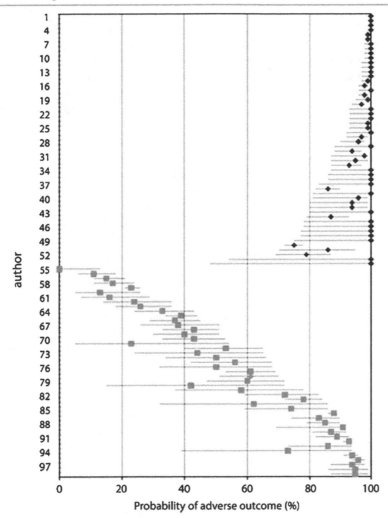

Abbildung 2.8   Übersichtsdarstellung von Studien zum Thema Futility, die bei kritisch kranken Patienten zum Ergebnis kommen, ob eine bestimmte Maßnahme (z. B. Wiederbelebung, Chemotherapie, etc.) zur Erreichung des therapeutischen Zieles (z. B. Überlebenszeit) als sinnvoll oder nicht, anzusehen ist. Die Studien im oberen Teil (mit Raute) kommen zum Ergebnis, dass die geplante Maßnahme zwecklos ‚futile' ist und die Studien im unteren Teil (mit Rechteck), dass eine Maßnahme, trotz einer bestimmten Wahrscheinlichkeit nicht erfolgreich zu sein, sinnvoll ist. Die x-Achse zeigt die Wahrscheinlichkeit (mit 95 % Konfidenz-Intervall) eines gegenteiligen Erfolges, d. h. dass das gewünschte Therapieziel nicht erreicht wird.
Reprinted by permission from Springer Nature Customer Service Centre GmbH: Springer Nature, Journal of General Internal Medicine; The Empirical Basis for Determinations of Medical Futility, Ezra Gabbay MD et al. © 2010

Neitzke et al. (14) plädieren dafür, den Begriff „Futility" nicht zu verwenden und schreiben dazu: „Der Begriff ist unzureichend definiert und wird häufig auf eine ökonomische Kosten-Nutzen-Bewertung reduziert. Im Rahmen einer Behandlung muss der Sinn von diagnostischen und therapeutischen Maßnahmen ohne Beachtung der ökonomischen Auswirkungen geklärt werden."

Um dieses Thema (und den damit meist implizierten Therapierückzug) mit Angehörigen zu besprechen, bedarf es einer gegenseitigen Vertrauensbasis, die nicht immer gegeben ist (148). Jox et al. (144) beschreiben dafür auch unterschiedliche Kommunikationsstile von Intensiv- und Palliativmedizinern.

Für die Einschätzung ob bestimmte Maßnahmen noch sinnvoll sind, wäre es hilfreich, wenn Ärzte in ihrer Vorhersage, ob bzw. wann das Lebensende bevorsteht, besser werden (149,150). Eine **Prognose** über die verbleibende Lebenszeit zu machen, ist aber trotz vorhandener Score-Systeme bei End-Stage-Patienten in einer Notfallsituation schwierig, aber für Therapiezielentscheidungen wichtig (50,54,149,151–154). You et al (149) listen in ihrer Arbeit Kriterien zur Identifizierung von Patienten mit einem hohen Risiko zu versterben auf und geben Empfehlungen für die Gesprächsführung zur Klärung der Therapieziele. Die einfachste Frage zur Einschätzung der Lebensprognose ist die sogenannte „Surprise-Question": „Wäre ich überrascht, wenn mein Patient innerhalb eines Jahres versterben würde?" (149). Allerdings hat diese Frage in einer gemischten Patientenpopulation nur eine Sensitivität von 20 % bei einer Spezifität von 94 % (155).

Es gibt auch Situationen, in denen das von Arzt und Patient angestrebte Behandlungsziel nicht (mehr) möglich ist und eine ärztliche Maßnahme nutzlos (geworden) ist, aber der Patient (oder seine Angehörigen) auf der Fortsetzung dieser Behandlung bestehen. Für dieses ethische Dilemma gibt es mehrere Ansatzmöglichkeiten (1,42,107,109,156). Prinzipiell muss aber gesagt werden, dass die Durchführung einer nicht-indizierten bzw. nicht angebrachten Therapie (aus welchen Gründen auch immer) als unethisch gilt und eine Fehlbehandlung darstellt (26,35,156).

Insgesamt geht es also bei der medizinischen Indikation um die Klärung der „Klinischen Fakten" und die Entscheidung, ob eine Therapie hilft bzw. helfen kann, das gewählte Therapieziel zu erreichen (14,15,34,35,138).

2.5.2 Patientenautonomie

Der **Patientenwille** als Ausdruck der Patientenautonomie ist der zweite wichtige Entscheidungsbereich. Initial muss geklärt werden, ob der Patient fähig ist, selber medizinische Entscheidungen zu treffen. D. h., ob er in der Lage ist, die Informationen „zu verstehen", die Situation „einzuschätzen", „vernünftig zu urteilen" und „ausdrücklich eine Wahl zu treffen" (39). Erst dann können die Therapieziele und die medizinischen Maßnahmen mit ihren Vor- und Nachteilen, insbesondere die Risiken und allfällige Alternativen, besprochen werden. Falls der Patient dafür nicht in der Lage ist, steht die Frage nach seinem vermutlichen Willen und seinem berechtigten Vertreter im Raum (1,14,35,138). In diesem Zusammenhang ist anzumerken, dass das Konzept der Patientenautonomie in anderen Kulturen anders gesehen wird und statt des Einzelindividuums, vielfach die Familie Entscheidungen betreffend des einzelnen trifft (157).

Bangert et al. (158) beschreiben in einer 2016 publizierten Studie zu „Nicht indizierten Aufnahmen auf der Intensivstation", dass der Großteil dieser Patienten keine Vorausverfügung haben, d. h. nur 26 % dieser speziellen Patientengruppe haben eine Patientenverfügung. Eine Studie mit ähnlichen Ergebnissen, in der die Frage gestellt wurde, warum Patienten mit palliativmedizinischen Bedürfnissen an die Notaufnahmen kamen, wurde rezent von Green et al. publiziert (159). Schaden et al. (160) untersuchen 2008, wie Vorausverfügungen und das 2006 in Österreich in Kraft getretene Patientenverfügungsgesetz, die Praxis der End-of-Life-Entscheidungen an österreichischen Intensivstationen beeinflussen. Sie finden heraus, dass bis zu diesem Zeitpunkt 31 % der 139 Teilnehmer noch überhaupt keine Erfahrung damit haben. Interessanterweise berichten 48 %, dass es aber durch solche Vorausverfügungen zu ethischen Konflikten gekommen sei, entweder mit den eigenen ethischen Werten, mit jemandem aus dem Behandlungsteam oder mit Patientenangehörigen. 73 % der Befragten finden eine Patientenverfügung hilfreich, aber nur 1 % haben selber eine. Eine ähnliche Studie mit höherer Fallzahl wurde 2011 von Wiedermann et al. publiziert (33). 2010 wird in einer Studie von Detering (161) in Australien nachgewiesen, dass eine Vorausverfügung (Advanced-Care-Planning) bei über 80jährigen Patienten zu einer Verbesserung der Versorgung am Lebensende, aber auch zu einer höheren Zufriedenheit bei Patienten und Angehörigen führt. Auch wenn frühere Studien zeigen, dass Patienten nur zu einem gewissen Teil in die Entscheidung mit eingebunden sein wollen (162,163) – zitiert nach (110) –, zeigen aktuelle Studien, z. B. im Bereich des respiratorischen Versagens, dass der Großteil der Patienten in diese Entscheidungen involviert werden möchten (164,165). In anderen Studien konnte ebenfalls gezeigt werden, dass Patienten, mit denen über die Betreuung am Lebensende gesprochen wurde, über eine höhere Lebensqualität und Zufriedenheit mit der medizinischen Versorgung berichten (166,167). Dass die Patientenautonomie das Recht auf eine eigene Entscheidung ist, aber nicht die Pflicht, selber entscheiden zu müssen, wird von Beauchamp und Childress (42) dezidiert beschrieben. Patienten, mit denen Gespräche über ihren Krankheitsverlauf und einem daraus resultierendem möglichen maximalen Behandlungswunsch versus einer DNR-Order (d. h. einer Entscheidung, im Fall eines Kreislaufstillstandes keine Wiederbelebungsmaßnahmen zu beginnen) geführt wurden, geben an, dass sie (je nach Einstellung und Wahl des Behandlungswunsches) diese DNR-Order entweder als beruhigend (bzw. einem natürlichen Prozess entsprechend) oder als mangelnde Versorgung bzw. sogar als Euthanasie empfinden (168).

Im Endeffekt herrscht Einigkeit darüber, dass bei einem vorhersehbaren schweren Verlauf, der Vorausverfügung, d. h. der Erstellung einer Patientenverfügung oder Vorsorgevollmacht eine besondere Bedeutung zukommt und die Ermittlung des Patientenwillens ohne eine solche, manchmal aussichtslos ist (14,15,23,169). Hier scheint es noch deutliche Verbesserungsmöglichkeiten zu geben, insbesondere im klaren Ansprechen von Lebenserwartung und Planung der letzten Krankheits- bzw. Lebensphase (78–80).

In einer Studie wird in diesem Zusammenhang angemerkt, dass Patienten es bedauern, dass Ärzte spirituelle Bedürfnisse nicht ansprechen (78). Außerdem zeigen Bülow et al. (170) im Rahmen einer Auswertung der Ethicatt-Studiendaten dass Krankenschwestern, Ärzte, Patienten und Familienangehörige, die sich selbst als religiös bezeichnen, häufiger eine Maximaltherapie und eine lebensverlängernde Therapie wünschen als andere, die sich als nicht-religiös bezeichnen.

Die subjektiv empfundene oder erwartete Lebensqualität ist damit sehr oft der Grund für eine Verweigerung oder Annahme einer Therapie im Verlauf einer schweren Erkrankung (16). Manchmal kann es aber auch sein, dass die Begründung für den Behandler nicht nachvollziehbar ist. Manche Patienten wissen instinktiv um ihre begrenzte Lebenszeit und wollen diese nicht in dem Bewusstsein verbringen, dass Ihre Behandlung extrem teuer ist und möchten – v. a. in Ländern, in denen kein Solidarsystem besteht – keine Behandlungsrechnung hinterlassen, die eventuell die wirtschaftliche Existenz ihrer Angehörigen bedroht (132,171). Trotzdem benötigt es ein immer wieder neues Zugehen auf den Patienten und feinfühliges Hinhören um zu verstehen, was dem Patienten wichtig ist, auch wenn er es manchmal selbst nicht klar benennen kann, er nicht mehr bei klarem Bewusstsein ist und die Zeit in der Akutsituation drängt (132,172–175).

Bei der Klärung des Patientenwillens geht es also darum, herauszufinden, welches Therapieziel der Patient möchte und was er – nach Abwägung der Risiken und Belastungen – dafür bereit ist auf sich zu nehmen.

Quality of Life	Contextual Features
The Principles of Beneficence and Nonmaleficence and Respect for Autonomy	The Principles of Justice and Fairness
1. What are the prospects, with or without treatment, for a return to normal life and what physical, mental, and social deficits might the patient experience even if treatment succeeds?	1. Are there professional, interprofessional, or business interests that might create conflicts of interest in the clinical treatment of patients?
2. On what grounds can anyone judge that some quality of life would be undesirable for a patient who cannot make or express such a judgment?	2. Are there parties other than clinician and patient, such as family members, who have a legitimate interest in clinical decisions?
3. Are there biases that might prejudice the provider's evaluation of the patient's quality of life?	3. What are the limits imposed on patient confidentiality by the legitimate interests of third parties?
4. What ethical issues arise concerning improving or enhancing a patient's quality of life?	4. Are there financial factors that create conflicts of interest in clinical decisions?
5. Do quality-of-life assessments raise any questions that might contribute to a change of treatment plan, such as forgoing life-sustaining treatment?	5. Are there problems of allocation of resources that affect clinical decisions?
6. Are there plans to provide pain relief and provide comfort after a decision has been made to forgo life-sustaining interventions?	6. Are there religious factors that might influence clinical decisions?
7. Is medically assisted dying ethically or legally permissible?	7. What are the legal issues that might affect clinical decisions?
8. What is the legal and ethical status of suicide?	8. Are there considerations of clinical research and medical education that affect clinical decisions?
	9. Are there considerations of public health and safety that influence clinical decisions?
	10. Does institutional affiliation create conflicts of interest that might influence clinical decisions?

Abbildung 2.9   Fragen zu den Bereichen „Lebensqualität" und „Kontextfaktoren" und ihr Bezug zu den ethischen Prinzipien von Beauchamp & Childress.
Republished with permission of McGraw Hill LLC, from: Clinical ethics: a practical approach to ethical decisions in clinical medicine, Jonsen, Albert R., Siegler, Mark, Winslade, William J., eighth edition, 2015; permission conveyed through Copyright Clearance Center, Inc.

2.5.3   Lebensqualität

Unter **Lebensqualität** als Entscheidungskriterium bei medizinethischen Fragen wird die sogenannte „Gesundheitsbezogene Lebensqualität" bzw. „Health-related Quality of Live (HQoL)" verstanden, in der analog zur Gesundheitsdefinition der

WHO, vier Dimensionen betrachtet werden und zwar die physische, die psychi-
sche, die soziale und die spirituelle Dimension (176). Dazu kommen noch „die
Bewertung des Maßes an Lebenszufriedenheit, des „Wohlbefindens", sowie der
persönlich vertretenen Definition von „Glück" […], welche auf der individuellen
Wertorientierung beruht" (176). Die zur Messung der Lebensqualität eingesetzten
Skalen erfassen vorrangig den physischen und psychischen Bereich und blenden
oft den sozialen und spirituellen Aspekt aus, außerdem wird – je nach Autor –
statt des Begriffes „spiritueller Bereich" auch „funktionale Kompetenz" verwendet
(176–178).

Die Lebensqualität wird von Ärzten und Pflegenden deutlich wichtiger für die
Entscheidungsabwägung eingeschätzt, als von Patienten (173,179,180). Bereits
1985 konnte in einer Studie von Pearlman und Jonsen (181) gezeigt werden,
dass die Einschätzung einer schlechten Lebensqualität mit einer höheren Rate an
nicht-durchgeführten Beatmungen einhergeht. Dass die Einschätzung der Lebensqualität etwas höchst Subjektives ist und scheinbar stark von der Situation
abhängt, in der man sich befindet, zeigt 1993 die eindrucksvolle Studie von Gerhart et al. (182). Gesunde Mitarbeiter einer Notaufnahme wurden zur erwarteten
Lebensqualität befragt, falls sie ein Trauma mit einem hohem Querschnitt (Tetra-
plegie) hätten. Ihre Antworten wurden mit einer Studie von Patienten mit hohem
Querschnitt verglichen. Es zeigt sich, dass sich nur 18 % des gesunden medizinischen Personals vorstellen kann, dankbar zu sein, dass sie überlebt haben,
wenn sie einen hohen Querschnitt hätten, im Gegensatz zu 92 % der betroffen
Patienten, die dankbar sind, dass sie überlebt haben. Diese unterschiedliche Einschätzung der Lebensqualität führt auch dazu, dass sich gesundes Fachpersonal
im Fall einer hohen Rückenmarksverletzung deutlich weniger aggressiv behandeln lassen würden und diese Einstellung auch ihren Patienten gegenüber haben,
was Auswirkungen auf die Gesprächsführung mit Patienten und Angehörigen hat.

Sprung et al. (183) zeigen in der Ethicatt-Studie, dass die Qualität des Lebens
für 88 % der Ärzte wichtiger ist als der Wert des Lebens, dass sie aber nur für
51 % der Patienten und für 63 % der Angehörigen wichtiger ist. Dies deckt sich
mit der Studie von Jox et al. (144), der zeigen konnte, dass eine Therapie, die
keinen Benefit für die Lebensqualität des Patienten bringt, von zwei Drittel der
Behandler als nutzlos ‚futile' wahrgenommen wird.

Peintinger (176) schreibt 2008 in seinem Buch „Ethische Grundfragen der
Medizin":

Erst in jüngerer Zeit lässt sich feststellen, dass in den Diskussionen rund um den
Begriff Lebensqualität der Parameter zusehends mehr in die Nähe des Begriffes

"Lebensrecht" gerückt wird. Zunächst war es bloß den utilitaristischen Theoriekonzepten[26] vorbehalten, eine externe (!) Lebensqualitätseinschätzung in Verbindung mit einem an Persönlichkeitsmerkmalen und Fähigkeiten orientierten Menschenbild zur Lebensbewertung heranzuziehen und daraus auch logische Begründungen für gezielte Lebensbeendigungen zu entwickeln.

Die Problematik lässt sich allerdings – oft genug ohne den Handelnden wirklich bewusst zu werden! – auch bei zahlreichen Diskussionen im medizinischen Alltag feststellen. Themen wie [...] projektierte "Therapiereduktionen bei komatösen Unfallopfern mit prognostisch äußerst ungünstig eingeschätzter zukünftiger Lebensqualität (Vielfachbehinderungen)", oder aber auch die Frage nach den "Re- animationsvorgaben bei alten, polymorbiden Menschen" werden mitunter mit Argumenten diskutiert, in denen Prognose und Bewertung fließend ineinander übergehen.

[26] *Vgl. etwa P. Singer und Helga Kuhse, sowie in Deutschland Norbert Hoerster!*

Carlucci (76) beschreibt in einem Übersichtsartikel, dass COPD Patienten bei einer als schlecht empfundenen Lebensqualität nicht automatisch eine invasive oder nichtinvasive Beatmung ablehnen. Im rezenten Positionspapier „Grenzen der Sinnhaftigkeit von Intensivmedizin" der Sektion Ethik der DIVI schreiben Neitzke et al. (14), dass die Belastungen durch die Behandlung durch die erreichbare Lebensqualität aus der Sicht des Patienten gerechtfertigt sein muss. Wie wichtig das Therapieziel „Lebensqualität" für den Patient ist, scheint sehr stark von seiner verbleibenden Lebenszeit abzuhängen.

Winkler und Heußner (16) schreiben, dass für die Mehrheit ihrer onkologischen Patienten im fortgeschrittenen Krankheitsstadium mit sehr begrenzter Überlebensprognose, das Therapieziel „Lebensqualität" in den Vordergrund tritt. Winkler und Markman (156) schreiben unter Berufung auf eine 2005 von Voogt (184) publizierte Studie, dass 2/3 der onkologischen Patienten mit infauster Prognose in der letzten Lebensphase eine symptomorientierte (palliative) Therapie möchten und 1/3 der Patienten mit einer Maximaltherapie Lebenszeit gewinnen will.

Die Lebensqualität beinhaltet also mehrere Dimensionen und kann im Endeffekt nur vom Patienten selbst bewertet werden.

2.5.4 Kontextfaktoren

In den sogenannten **Kontextfaktoren** werden von den Autoren alle anderen Fragen betrachtet, die nicht im Bereich Medizinische Indikation, Patientenautonomie und Lebensqualität behandelt wurden, wie Ressourcen, rechtliche Voraussetzungen, Gerechtigkeit und Fairness, aber auch familiäre Interessen, religiöse Überzeugungen, Interessen anderer (wie Forschung und Lehre), etc. (1,138).

Ein Problem von Gerechtigkeit und Fairness in der Medizin liegt in der Frage des Maßstabes und der Anwendung. Bedeutet Gerechtigkeit z. B., dass jeder das gleiche (oder gleich viel bekommt) oder bedeutet es, dass derjenige, der mehr braucht, auch mehr bekommt (42,185)? Damit treffen hier Fragen der individuellen Ethik (z. B. dem Ziel der optimalen Behandlung) und der sozialen Ethik (z. B. der optimalen Nutzung von begrenzten Ressourcen für möglichst viele Menschen) aufeinander und müssen zum Teil gegeneinander abgewogen werden (144).

Diese Fragen betreffen auch Katastrophen- und Kriegsszenarien, ebenso wie Pandemien, wie die Covid-19 Pandemie zeigt. Die Entscheidung, wer Zugang zu begrenzten Behandlungsressourcen erhält, wird als Triage-Entscheidung bezeichnet und hängt von individuellen und systemischen Faktoren, ebenso wie den Werten zu denen sich eine Gesellschaft verpflichtet hat, ab. Bei den individuellen Faktoren sind es vor allem die kurzfristige Überlebenswahrscheinlichkeit und die Vermeidung einer chronisch-kritischen Erkrankung (d. h. der irreversiblen Abhängigkeit von intensivmedizinischen Maßnahmen), die als wichtige Faktoren genannt werden. Im Gegensatz dazu sollten sozialer Status, kalendarisches Alter oder „von außen attestierte Lebensqualität" nicht zu einer Entscheidung gegen eine Behandlung führen (186).

Für die Zuteilung intensivmedizinischer Ressourcen, dem Beginn, der Durchführung und der Beendigung von intensivmedizinischen Maßnahmen in der Covid-19 Pandemie wurden im deutschsprachigen Raum verschieden Stellungnahmen publiziert. Diese sind (ohne Anspruch auf Vollständigkeit - Stand Ende September 2020) in Österreich von der Bioethikkommission am Bundeskanzleramt **„Zum Umgang mit knappen Ressourcen in der Gesundheitsversorgung im Kontext der Covid-19-Pandemie"** (186) und von der Österreichischen Gesellschaft für Anaesthesiologie, Reanimation und Intensivmedizin (ÖGARI) **„Allokation intensivmedizinischer Ressourcen aus Anlass der Covid-19-Pandemie"** (187), in Deutschland eine gemeinsame Stellungnahme von mehreren Gesellschaften **„Entscheidungen über die Zuteilung intensivmedizinischer Ressourcen im Kontext der COVID-19-Pandemie: Klinisch-ethische Empfehlungen der DIVI, der DGINA, der DGAI, der DGIIN, der DGNI, der DGP, der DGP und der AEM"** (188), von der Schweizer Akademie der Wissenschaften **„Covid-19-Pandemie: Triage von intensivmedizinischen Behandlungen bei Ressourcenknappheit"** (189) und vom European Resuscitation Council **„Ethik der Reanimation und Entscheidungen am Lebensende"** (43).

2.6 Entscheidungsfindung

Entscheidungen am Lebensende, vor allem in kritischen Situationen mit unsicherem Ausgang für den Patienten, erfordern ein hohes Maß an fachlicher und menschlich -ethischer Kompetenz, aber auch das Bewusstsein der ethischen Dimension (109,138). Sie sind im klinischen Alltag eine große Herausforderung (169). Erschwerend kommt oft dazu, dass in Akutsituationen die Patienten erkrankungsbedingt kognitiv eingeschränkt sind und ähnlich wie bei dementen Patienten ein „Informed Consent" nur bedingt möglich ist und trotzdem eine möglichst gute Entscheidung für den Patienten getroffen werden muss (190). Heppner et al. (133) beschreiben in ihrem Artikel über die Notfallversorgung geriatrischer Patienten „Wann ist genug genug", sehr treffend die Spannungen, die sich in diesem Bereich ergeben. Entscheidungen in der Medizin, insbesondere am Lebensende, finden aber nicht nur zwischen dem Arzt und dem Patienten und seiner Familie statt, sondern werden stark von den Pflegenden mitgetragen, die allerdings nicht immer den Eindruck haben, mit ihren Anliegen für den Patienten, von den Ärzten gehört zu werden (191).

Padberg et al. (192) berichten in Ihrer Online-Umfrage unter Mitgliedern der Deutschen Gesellschaft für Interdisziplinäre Notfall- und Akutmedizin (DGIN), dass „die etablierten Standards für klinische Ethikberatung […] im […] Schockraum – aufgrund der Kürze der Zeit und Dringlichkeit der Situation nicht durchführbar" sind und dass „71 % der Befragten schriftliche Entscheidungshilfen für sinnvoll halten", wobei die Erfahrungen damit unterschiedlich geschildert werden.

Es gibt verschiedene Möglichkeiten, um in unklaren Fällen zu einer Entscheidung zu kommen. Prinzipiell scheint es hilfreich Checklisten zu verwenden, Fall-Besprechungen im Team (strukturiert oder unstrukturiert) durchzuführen oder ein Ethikkonsil/Ethikkomitee anzufordern und den Entscheidungsprozess schriftlich zu dokumentieren (14,15,26,193–195).

Sokol (138) teilt in seinem Buch „Doing Clinical Ethics", den Prozess der ethischen Entscheidungsfindung in drei Stufen ein: 1. **Wahrnehmen**, dass es sich um ein ethisches Problem handelt, 2. **Analytisches Klären** des Problems, 3. **Handeln** aufgrund der gewählten Lösung. Außerdem schlägt er (ebendort) im Gegensatz zu Beauchamp und Childress (42) und Johnson et al. (1) vor, in der Entscheidung die verschiedenen ethischen Prinzipien nicht nebeneinander und gegeneinander abwägend zu sehen, sondern zuerst die Indikation zu klären und (wenn diese gegeben ist) die Frage nach dem Patientenwillen bzw. der Patientenautonomie und der Lebensqualität, zu besprechen. Dies entspricht auch dem Positionspapier der DIVI (14), wo als erster Schritt die Klärung des Therapiezieles und (mit ihm) die als

„sinnvoll erachtete Behandlungsmaßnahme" steht, was der Indikation entspricht, ebenso wie auch der Stellungnahme der ÖGARI (15), wo die Indikation und der Patientenwille im Vordergrund der Entscheidungsfindung stehen. Im Gegensatz dazu empfehlen Jox et al. (144) einen Algorithmus für die Entscheidungsfindung am Lebensende bei dem die Patientenautonomie im Vordergrund steht. Die beiden zentralen Fragen, die gestellt werden, sind: ‚Was ist das bevorzugte Therapieziel des Patienten?' und ‚Wie wertet der Patient den Nutzen gegenüber dem Risiko bzw. der Belastung durch die notwendige Intervention?' Die Aufgabe des Arztes ist es dabei zu klären, ob das Behandlungsziel realistisch erreichbar ist und die dafür notwendige Behandlung mit ihren Vorteilen, Risiken und Belastungen dem Patienten zu erklären.

End-of-Life Entscheidungen werden, abgesehen von der medizinischen Indikation und der Patientenautonomie, aber auch von anderen (oft unbewussten) Faktoren mitbestimmt, die nur teilweise durch Studien untersucht wurden. Wandrowski et al. (19) untersuchen 2010 an bayrischen Ärzten mittels Fragebogen und Fallvignette, deren Wissen zur Medizinethik, Sichtweisen zu End-of-Life (EoL) Entscheidungen, zur Sterbehilfe und zum Arzt-Patienten-Verhältnis. Sie können zeigen, dass „persönliche Wertvorstellungen und moralische Positionen […] in Entscheidungsfindungsprozessen […] eine zentrale Rolle" spielen und dass Ärzte „grundlegende Kenntnissdefizite […] zu medizinethischen Fragen und Problemen" aufweisen. Sie empfehlen daher, Ärzte in ihrer „individuellen ethischen Kompetenz zu stärken". In einer 2012 publizierten Studie von Forte (196) wird untersucht, ob Ärzte, die an einer Aus- oder Weiterbildung in End-of-Life Behandlung teilgenommen haben, Patienten am Lebensende unterschiedlich behandeln. Solche Ärzte halten DNR-Anweisungen eher ein, besprechen End-of-Life Entscheidungen öfters mit Krankenschwestern und üben eine größere Zurückhaltung im Ausreizen der Maximaltherapie aus. Allerdings sind 44 % überzeugt, dass sie nicht das tun, was das Beste für den Patienten ist, wobei hier 98 % glauben, dass eine weniger aggressive Einstellung besser wäre.

Malhotra et al. (197) führen 2013 eine Umfrage unter 285 Ärzten in Singapur durch, wo sie mittels neun unterschiedlicher Fallvignetten von Patienten mit fortgeschrittenen schweren Erkrankungen untersuchen, ob die Entscheidung für oder gegen eine lebensverlängernde Therapie vom Patientenalter, von kognitiven Einschränkungen, dem möglichen Lebenszeitzugewinn bzw. der 5-Jahres-Überlebensrate oder den hohen Therapiekosten (die der Patient selber tragen muss) abhängt, ebenso wie von soziodemografischen Faktoren des Arztes, wie Alter, Geschlecht, Berufserfahrung und Ausbildungsort. Es zeigt sich dabei eine große Varianz in der Empfehlung für eine lebensverlängernde Therapie (40–73 %), allerdings wird bei moderater bis schwerer kognitiver Einschränkung nur mehr in 8–18 % eine kostenintensive Therapie empfohlen. Erfahrenere Ärzte empfehlen mit einer höheren Wahrscheinlichkeit eine lebensverlängernde Therapie bei kognitiv gesunden Patienten, und mit einer geringeren Wahrscheinlichkeit bei kognitiv eingeschränkten Patienten, als unerfahrenere Kollegen. Außerdem wird berichtet, dass Ärzte, die außerhalb Asiens ausgebildet wurden, bei kognitiv eingeschränkten Patienten eher eine lebensverlängernde Therapie empfehlen. McNeely et al. (106) zeigen in ihrer Studie unter kanadischen Ärzten, dass je älter die Ärzte waren, umso eher waren sie der Überzeugung, dass bei Alkoholikern mit COPD keine Beatmung durchgeführt werden sollte. Farber et al. (21) zeigen in einer 2006 publizierten Studie, in der 407 Internisten befragt werden, dass nur 51 % bereit sind, in den vorgestellten Szenarien eine Therapie nicht einzuleiten oder zu beenden, wenn dies dem Patientenwunsch entspricht, aber dass es auch stark von der jeweiligen Situation abhängig ist. Außerdem wird gezeigt, dass es für Ärzte schwieriger ist, eine Therapie zu beenden, als nicht zu beginnen.

Nava et al. (91) publizieren 2007 eine europäische Studie, wo über einen Zeitraum von 6 Monaten bei 6008 an Beatmungsstationen aufgenommenen Patienten End-of-Life Entscheidungen untersucht werden. Bei 1292 (21,5 %) Patienten erfolgt eine End-of-Life Entscheidung, davon versterben 884 (68 %). Aufgrund dieser End-of-Life Entscheidung erfolgt bei 298 (23 %) die Nichteinleitung einer Therapie, 442 (34 %) erhalten eine DNR- oder DNI-Order, 402 (31 %) eine NIV als Ceiling-Therapie (31 %) und bei 149 (11 %) erfolgt ein Therapierückzug bzw. bei einem Patienten eine Euthanasie. Alle Patienten, die dazu in der Lage waren, wurden in die Entscheidung involviert und 56 % der Entscheidungsprozesse erfolgte gemeinsam mit Krankenschwestern. Die Hauptgründe für die Nichteinleitung einer Therapie waren eine niedrige Krankenhausüberlebenswahrscheinlichkeit und ein erwarteter schlechter funktioneller Status nach Entlassung. Die Hauptgründe für einen Therapierückzug waren ebenfalls eine niedrige Krankenhausüberlebenswahrscheinlichkeit, gefolgt vom (vermuteten) Patientenwillen und der direkten Patientenentscheidung. Das Alter wurde hier ebenfalls als wichtig empfunden. Vincent (198) schreibt in einer 1996 durchgeführten Befragung von 504 europäischen Intensivmedizinern zu ihrer Einstellung bezüglich End-of-Life Entscheidungen, dass 46 % der Ärzte angeben, dass Bettenknappheit bei der Aufnahme an die Intensivstation eine Rolle spielt, allerdings geben auch 73 % an, dass sie häufig Patienten, die keine Hoffnung auf ein Überleben haben, auf die Intensivstation aufnehmen und nur 33 % finden, dass sie dies nicht tun sollten. 80 % meinen, dass eine schriftliche DNR-Order befolgt werden soll, aber nur 58 % halten sich wirklich daran. 93 % unterlassen bei Patienten, die keine Hoffnung auf ein „bedeutungsvolles" Leben mehr haben, die Einleitung einer bestimmten Behandlung, aber ein Therapierückzug erfolgt wesentlich seltener, wobei in diesen Fällen 40 % angeben, dass sie hohe Medikamentendosen (ohne genaue Spezifizierung derselben) geben, bis der Tod eintritt. 59 % beziehen Team, Patienten, und Angehörige in solche Entscheidungen mit ein und 55 % denken, dass ein Ethikkonsil in solchen Situationen hilfreich ist.

Studienziel

3

Ältere Patienten, die ein akutes respiratorisches Versagen im Rahmen ihrer fortgeschrittenen COPD erleiden, werden meistens von Pneumologen, Internisten oder Geriatern, bzw. im weiteren Verlauf oft auch von Intensiv- oder Palliativmedizinern, betreut. Im klinischen Alltag besteht der Eindruck, dass je nach Aufnahmeabteilung an die der Patient gelangt, unterschiedliche Therapieziele (kurativ vs. palliativ) gesetzt werden und damit unterschiedliche Therapien eingeleitet werden. Da dies gravierende Auswirkungen für den einzelnen Patienten haben kann, ist es relevant und wichtig, zu klären, ob hier ein Zusammenhang besteht.

Es gibt zum derzeitigen Zeitpunkt keine mir zugängliche wissenschaftliche Arbeit, in der diese Frage geklärt wird.

Deswegen soll mit der vorliegenden Studie nun die Frage geklärt werden:
Werden bei einem geriatrischen COPD-Patienten im fortgeschrittenen Stadium mit akutem respiratorischem Versagen, unterschiedliche kurative oder palliative Therapieziele gesetzt, je nachdem, ob er von einem Arzt behandelt wird, der an einer Intensivstation, einer Pneumologie (bzw. internistischen Abteilung) oder an einer Geriatrie (bzw. Palliativstation) arbeitet?

Somit lässt sich folgende Hypothese formulieren:

Nullhypothese (H0): Ärzte von verschiedenen Abteilungen entscheiden sich in derselben Akutsituation bei COPD-Patienten für die gleiche Therapie. (Es gibt keinen Zusammenhang zwischen der Zugehörigkeit zur Abteilung und der gewählten Therapie.)

M. Gäbler, *Medizinethische Entscheidungen am Lebensende*, https://doi.org/10.1007/978-3-658-32959-4_3

Alternativhypothese (H1): Ärzte von verschiedenen Abteilungen entscheiden sich in derselben Akutsituation bei COPD-Patienten für unterschiedliche Therapien. (Es gibt einen Zusammenhang zwischen der Zugehörigkeit zur Abteilung und der gewählten Therapie.)

Im Rahmen der Studie sollen nach Möglichkeit folgende Fragen mit erhoben bzw. geklärt werden:

- Gibt es andere Faktoren, insbesondere soziodemografische Variablen, die diese Entscheidung beeinflussen?
- Wie wichtig sind für die Befragten verschiedene medizinethische Fragen zu den vier Bereichen der klinischen Ethik (Indikation, Patientenwille, Lebensqualität und Kontext) nach Jonsen et al. (1)?
- Wie werden bestimmte praktische Aspekte der Entscheidungsfindung im Alltag umgesetzt?
- Lassen sich aus der Studie Empfehlungen für weitere Fragestellungen und Vertiefungen erstellen?

Methode

4

Zur Klärung der Forschungsfrage wurde eine Querschnittserhebung mittels Online-Fragebogen durchgeführt, bei der sich die Probanden anhand eines Fallbeispiels, einer sogenannten Fallvignette, für eine Therapieschiene entscheiden mussten.

Prinzipiell wären mehrere Möglichkeiten des methodischen Vorgehens in Frage gekommen. Eine retrospektive Studie mit Verwendung vorhandener Daten aus Krankenunterlagen oder Registern wurde ausgeschlossen, da es sehr zeitaufwendig und annähernd unmöglich wäre, Entscheidungen valide miteinander zu vergleichen und die vorhandene Datenqualität erfahrungsgemäß nicht ausreicht. Ebenso wurde von einer Longitudinalstudie abgesehen, da keine Intervention durchgeführt wird. Als Studiendesign wäre auch eine semi-qualitative Studie möglich, bei der unter Vorgabe eines „Standardisierten Patienten" (als „Simulated Patient", „Sample Patient" oder „Patient Instructor"), oder einer Fallvignette, Interviews durchgeführt werden. Der Vorteil einer solchen semi-qualitativen Studie ist ein hoher Datenrücklauf und vermutlich eine gute Datenqualität. Der Nachteil ist allerdings der hohe Zeitaufwand für die einzelnen Interviews und der nachfolgende Auswertungsaufwand, was aufgrund der für eine statistische Aussage benötigten Anzahl an Probanden die vorhandenen zeitlichen und finanziellen Ressourcen dieser Arbeit deutlich überstiegen hätte, aber mit einem Grant realisiert werden könnte.

Elektronisches Zusatzmaterial Die elektronische Version dieses Kapitels enthält Zusatzmaterial, das berechtigten Benutzern zur Verfügung steht
https://doi.org/10.1007/978-3-658-32959-4_4.

Der Vorteil der gewählten Online-Befragung war die Möglichkeit, eine größere Anzahl an Probanden günstig und schnell zu kontaktieren und dass die Teilnehmer die Umfrage zu einem für sie passenden Zeitraum beantworten konnten. Ein weiterer Vorteil war die automatische Speicherung der Antworten direkt am Fragebogenserver. Damit konnten Übertragungsfehler verhindert und die Daten einfacher in einem Statistikprogramm weiterverarbeitet werden.

4.1   Erhebungsinstrument – Fragebogen

Zur Klärung der Forschungsfrage wurde ein Fragebogen mit einer Fallvignette entwickelt, da Studien zeigen, dass Vignetten ein valides Tool für die Qualitätsmessungen des klinischen Handelns sind und ihre Aussagekraft der von „Standardized Patients" entspricht (199–201).

Der Fragebogen gliedert sich in mehrere Bereiche und zwar:

- Fallvignette eines multimorbiden End-Stage COPD-Patienten mit akutem respiratorischem Versagen und der Frage, welche Therapieschiene eingeschlagen werden soll.
- Fragen zur Bewertung der prinzipiellen Wichtigkeit verschiedener Aspekte aus den vier Bereichen der Ethik nach Jonsen et al. (1,137).
- Fragen wie bei einem eigenen (ähnlichen) Patientenfall solche Kriterien gewertet wurden.
- Fragen zum Entscheidungsprozess im Alltag.
- Fragen zur Relevanz des Fragebogens, dem Arbeitsplatz, der Berufserfahrung, dem Alter und dem Geschlecht.

Der vollständige Fragebogen ist als Supplement elektronisch abrufbar, siehe Fußnote zu Beginn des Kapitels.

Die Vignette ist ein fiktiver Fall, der so konstruiert wurde, dass er für den Teilnehmer eine ausreichende Aussagekraft bezüglich der Erkrankungsschwere hatte und das akute respiratorische Versagen klar erkennbar war. Allerdings wurde bewusst vermieden, Angaben von Laborwerten oder bildgebenden Befunden zu machen, damit in der Einschätzung der Situation ein Ermessensspielraum verblieb. Ebenso wurde die Einstellung des Patienten bezüglich einer weiteren Intensivtherapie nur angedeutet und die beschriebene Ablehnung einer nächtlichen Heimbeatmung muss noch nicht mit einer Ablehnung einer notwendigen Akutbeatmung gleichgesetzt werden. Auch ist aus dem Fallbeispiel eine deutliche Abnahme und Einschränkung der funktionellen Kapazität und der Aktivitäten des täglichen Lebens erkennbar, eine Depression wäre zusätzlich interpretierbar. Insofern kann, trotz des sehr fortgeschrittenen Krankheitsstadiums die Einleitung einer NIV sinnvoll sein, auch wenn die Indikation im vorliegenden Fall nur aufgrund der beschriebenen Symptomatik gestellt werden kann und wichtige Laborwerte, wie etwa die Blutgasanalyse, fehlen. Ebenso ist ein konservativer Therapieversuch an der Normalstation vertretbar, mit dem erfahrungsgemäß ein Teil dieser schwer erkrankten Patienten wiederhergestellt werden kann. Auch die Einleitung einer primär palliativ orientierten Therapie lässt sich bei Interpretation der Vorgeschichte, dass eine definitive End-Stage-Situation besteht und dass der Patient einer weiteren intensiven Therapie ablehnend gegenübersteht, rechtfertigen.

Im Fragebogen wurden insgesamt 81 Items abgefragt. Fast alle Fragen hatten ein gebundenes (geschlossenes) Antwortformat mit Single-Choice, d. h. es konnte nur eine der vorgegebenen Antworten ausgewählt werden. Zusätzlich gab es fünf offene Antwortmöglichkeiten für Kommentare, Anmerkungen und das Alter (202). Die Fragen zur Medizinethik wurden anhand der vier ethischen Bereiche nach Jonsen et al. (1) entwickelt, unter Berücksichtigung von Fragen, die sich im klinischen Alltag des Autors bei solchen Entscheidungen und in Diskussionen mit Ärzten und Schwestern ergaben, sowie aus Aspekten aktueller Leitlinien (14,15,26,137,203). Die Fragen zum Entscheidungsprozess entstammten dem klinischen Alltag. Sie entsprechen dem persönlichen Interesse des Autors am Thema der angewandten Entscheidungsprozesse im Medical Decision Making und fragten nach dem Ist-Zustand der gelebten Praxis. Es wurde dabei auch auf Empfehlungen eingegangen (15) und die Frage nach Auswirkung der Bettenverfügbarkeit gestellt (198). Bei den soziodemografischen Fragen wurden neben den üblichen Items (Alter, Geschlecht), der Arbeitsbereich, die Ausbildung, Additivfächer und Berufserfahrung abgefragt, ebenso wie die Themenrelevanz und die Fachgesellschaftszugehörigkeit (über die der Fragebogen erhalten wurde).

In der Beantwortung gab es bei jeder Frage auch die Kategorie „Keine Antwort", außer bei der Fallvignette und dem Arbeitsbereich, wo eine Antwortpflicht bestand. Bei Nichtbeantwortung der Fallvignette konnte der Fragebogen nicht weiter ausgefüllt werden.

Die Antwortmöglichkeiten bei der Fallvignette sind nominal-skaliert, da keine Ordnung innerhalb der Therapieentscheidungen gegeben ist. Für die Regressionsanalyse ist eine Dichotomisierung der Antworten (NIV ja/nein und Palliativtherapie ja/nein) vorgesehen.

Die Fragen im Ethikbereich sind als 4-stufige Ratingskala (Likertskala) ordinal-skaliert. Es wurde eine gerade Anzahl an Abstufungen, im Sinn eines Forced Choice, gewählt, um eine neutrale Antwort zu vermeiden (202). Die Fragen zum erlebten eigenen Fall, sind dichotom und optional. Bei den Fragen zur Entscheidungspraxis wurde wieder eine 4-stufige Likertskala verwendet. Die soziodemografischen Fragen sind dichotom skaliert, nur die Berufserfahrung und das Alter sind intervallskaliert. Die Beantwortung der Fragen nach dem Arbeitsbereich, der Bereichserfahrung und dem Ausbildungsgrad waren obligat, es konnte aber auch „Keine Aussage" gewählt werden.

Eine externe Validierung des Fragebogens konnte wegen fehlender vergleichbarer Fragebögen nicht durchgeführt werden, auch musste wegen des engen Zeitrahmens auf eine Retest-Reliabilität-Überprüfung verzichtet werden (202,204–206).

Die Programmierung des Fragebogens wurde mit dem Programm SoSciSurvey (177) realisiert und den Teilnehmern per Email-Link auf dem Server www.soscis urvey.de online zur Verfügung gestellt. Vom Server wurde die Verweildauer auf den einzelnen Seiten und die Gesamtdauer für die Bearbeitung des Fragebogens gemessen.

Die Rohversion des Fragebogens wurde von drei Kollegen getestet und deren Feedback in die Vortestversion eingearbeitet. Der Vortest wurde unter Kollegen am Arbeitsplatz und des Masterlehrganges durchgeführt. In den 18 durchgeführten Vortestes wurde das praktische Handling des Onlinefragebogens, die Verständlichkeit der Fragen und das Design der Fallvignette überprüft. Die Rückmeldungen betrafen v. a. Verbesserungen von Formulierungen, Einfügen von Kommentar- und Auswahlfeldern und die Empfehlung, den optionalen Bereich (für die Beantwortung der Fragen zum eigenen Patientenfall) bei Nichtanwahl automatisch überspringen zu können, ebenso wie z. B. eine detailliertere Abstufung der Berufserfahrung. Alle Empfehlungen konnten umgesetzt werden. Zusätzlich wurden Veränderungen in der Reihung der Fragen, Adaptierungen der Variablen und der Kodierungen vorgenommen. Außerdem wurde das Fallbeispiel noch einmal überarbeitet und mit einer Geriaterin und einem Intensivmediziner mehrfach besprochen, um eine möglichst ausgewogene Entscheidungsverteilung zu erhalten.

4.2   Ethische Aspekte und Datenschutz

Da es sich bei der vorliegenden Studie um eine Befragung von Experten handelte, keine Patienten(daten) involviert waren und bei der Umfrage keine Versuche, Interventionen oder klinische Prüfungen durchgeführt wurden, musste kein Ethikvotum eingeholt werden. Trotzdem wurde die Ethikkommission der Stadt Wien um eine schriftliche Stellungnahme gebeten, die mitteilte, dass die Studie eingereicht werden „kann", es aber „nicht zwingend" notwendig ist.

Aufgrund des knappen Zeitplanes wurde daher von einer Antragstellung abgesehen. Soweit zutreffend, bzw. anwendbar, wurden die ethischen Richtlinien der Helsinki-Deklaration eingehalten (207).

Um die Anonymität der Umfrage zu gewährleisten wurde folgendes Vorgehen gewählt:

Die Aussendung an die Teilnehmer erfolgte direkt über die jeweilige Fachgesellschaft, d. h. es wurden keine Email-Adressen an den Untersucher übermittelt. Der Zugriff auf den Umfrageserver erfolgte vollkommen anonym über einen per Email zur Verfügung gestellten offenen Link. Dieser Link beinhaltete keine Codes und war für alle Teilnehmer gleich (www.soscisurvey.de/eol). Der Server wurde so eingestellt, dass keine IP-Adressen (Standorterkennung) und keine Browserinformationen (= Benutzersystem) abgespeichert wurden, insofern war keine Rückverfolgung zu einzelnen Personen, bestimmten Instituten oder lokalen Gegenden möglich. Im Fragebogen selbst wurden keine Emailadressen und keine Namen von Personen oder Instituten abgefragt. Alle Kommentare waren anonym abzugeben und wurden nur dem jeweiligen Fragebogen zugeordnet. Im soziodemografischen Teil am Ende wurden u. a. Berufsbereiche, Erfahrung, Ausbildungsstand, Geschlecht und Alter abgefragt. Diese Fragen mussten aber nicht beantwortet werden. Sie ließen einen (für die Studie benötigten) Rückschluss auf den Fachschwerpunkt und die Erfahrung zu, ein sicherer Rückschluss auf Einzelpersonen war nicht möglich. Interessierte Teilnehmer, die eine Auswertung der Umfrage wollten, konnten ihre Emailadresse nicht in den Fragebogen eintragen, sondern mussten dazu ein gesondertes Email an den Untersucher schicken, damit ihre Adresse nicht mit dem Fragebogen verknüpft werden konnte.

4.3   Teilnehmerrekrutierung und Datenaquisitation

Zur Erreichung einer größeren Gruppe an Ärzten bot sich die Aussendung per Email über die Ärztekammer oder über Fachgesellschaften an. Für die Studie wurden daher im Zeitraum Juni und Juli 2016 die Vorstände der Österreichischen Gesellschaft für Geriatrie und Gerontologie (ÖGGG), der Österreichischen Gesellschaft für Internistische und Allgemeine Intensivmedizin und Notfallmedizin (ÖGIAIN), der Österreichischen Gesellschaft für Pneumologie (ÖGP), der Österreichischen Gesellschaft für Innere Medizin (ÖGIM) und der Österreichischen Palliativgesellschaft (OPG), mit der Bitte um Teilnahme an der geplanten Studie und Durchführung der Email-Aussendung, kontaktiert. Alle Fachgesellschaften, außer der ÖGIM, sagten zu. Nach Durchführung des Vortestes (25.-27.7.) und der Erarbeitung der endgültigen Fragebogen-Version, war dieser vom 28.7. bis zum 18.8.2016 unter der Adresse https://www.soscisurvey.de/eol für die Teilnehmer online verfügbar. Bereits am 28.7 erfolgte die Aussendung von der ÖGP und der ÖGGG, am 1.8. von der ÖGIAIN und am 8.8. von der OPG, im Datenrücklaufdiagramm sind die einzelnen Aussendungen gut erkennbar (siehe Abbildung 4.1). Das im Aussendungs-Email verwendete Schreiben wurde auf Wunsch des Vorstandes der ÖGIAIN mit einem ausführlichen Datenschutzhinweis ergänzt, den die Empfänger der ÖGGG und ÖGP nicht inkludiert hatten.

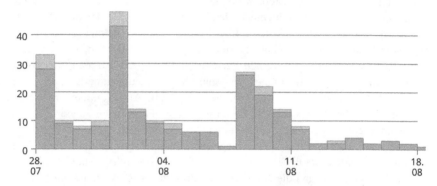

Abbildung 4.1 Datenrücklauf. Der untere (größere) Teil der Balken zeigt die vollständig ausgefüllten Interviews (abgeschlossene Fragebögen), die aufgesetzten kleinen Balken zeigen die unvollständigen. Die Peaks entsprechen den verschiedenen Zeitpunkten der Aussendungen durch die Fachgesellschaften.
Quelle: Eigene Daten, Darstellung mittels SoSciSurvey (177)

Insgesamt wurden von den vier Fachgesellschaften Emaileinladungen an 2075 Mitglieder versandt. Von zwei Gesellschaften wurde auf Anfrage mitgeteilt, dass 18 bzw. 10 Emails nicht zugestellt werden konnten. Fragebögen, die nicht abgeschlossen waren (d. h. nicht bis zum Ende ausgefüllt worden waren), bzw. die nicht der Zielgruppe (Arbeit an einer Abteilung für Intensivmedizin, Geriatrie, Palliativmedizin, Innere Medizin, Pneumologie) zurechenbar waren, wurden exkludiert. Da bei mindestens zwei der Gesellschaften auch Nicht-Ärzte Mitglieder sein dürfen, war eine fehlende Ausbildungsgradangabe als Ausschlusskriterium definiert worden, was auf vier Teilnehmer zutraf, die allerdings schon durch das Selektionskriterium des Arbeitsplatzes ausgeschlossen worden waren. Die Teilnehmerrekrutierung und Datenselektion sind in Abbildung 4.2 dargestellt.

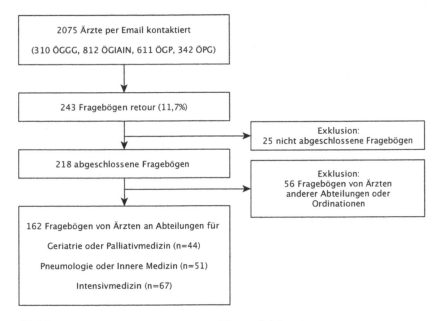

Abbildung 4.2 Teilnehmerrekrutierung und Datenselektion.
Quelle: Eigene Daten. Erstpublikation in Gäbler M, Ohrenberger G, Funk G-C. Treatment decisions in end-stage COPD: who decides how? A cross-sectional survey of different medical specialties. ERJ Open Res 2019; 5: 00163-2018 [https://doi.org/10.1183/23120541.00163-2018]

4.4   Datenmodifikation und Behandlung fehlender Daten

Zu Beginn der Umfrage fiel bei der Durchsicht der eingelangten Daten auf, dass die Frage „Wie haben Sie von der Umfrage erfahren?" vom Server nicht angezeigt wurde. D. h. es erfolgte keine Abfrage über welche Fachgesellschaft die Teilnehmer erreicht wurden. Dieser Fehler betraf zu diesem Zeitpunkt 37 Interviews der Aussendungen der ÖGP und ÖGGG. Aufgrund der Arbeitsplatzangabe konnten 25 Teilnehmer einer der beiden Gesellschaften mit hoher Wahrscheinlichkeit zugeordnet werden (d. h. Teilnehmer mit dem Tätigkeitsschwerpunkt Geriatrie- oder Palliativstation bzw. Pneumologie/Lungenheilkunde). 12 Teilnehmer konnten nicht sicher zugeordnet werden und blieben ohne Zuordnung.

Ein Teilnehmer gab bei der Frage nach dem Ausbildungsgrad an, Medizin-Student zu sein, aber auch Arzt in Ausbildung zum Allgemeinarzt und Arzt in

Ausbildung zum Facharzt, ebenso wie Facharzt für Innere Medizin. Hier wurden die drei Nennungen in Ausbildung zu sein, gelöscht.

4.5 Statistische Auswertung

Die Beschreibung des **Samples** erfolgte deskriptiv in Abhängigkeit des Arbeitsplatzes. Prozentangaben wurden auf ganze Zahlen gerundet und nur im Ausnahmefall mit Dezimalstellen angegeben. Bei der Frage nach dem Ausbildungsgrad waren Mehrfachnennungen möglich, hier wurde immer der höchste Ausbildungsgrad verwendet. Die Unterschiede zwischen den soziodemografischen Merkmalen der Ärzte der drei verschiedenen Arbeitsbereiche (Stationen) wurde mittels Chi^2-Tests und für das Alter mittels ANOVA berechnet und als p-Wert angegeben.

Die **Hypothese** wurde mittels Chi^2-Test überprüft, ebenso wie die Unterschiede zwischen den einzelnen Arztgruppen (208).

Für die Frage nach unabhängigen **Prädiktoren für die Therapieentscheidung** (NIV ja/nein und Palliativ ja/nein) wurde eine multivariable logistische Regression durchgeführt. Dafür wurden alle Items mittels Chi^2-Unabhängigkeitstest mit Cramérs V auf Kontingenz/Korrelation, bzw. das Alter mittels punktbiserialer Korrelation, zur dichotomisierten Therapieentscheidung (NIV ja/nein und Palliativ ja/nein) untersucht. Alle signifikanten Variablen wurden zur Vermeidung von Multikollinearität miteinander korreliert und bei hochgradiger Korrelation zweier möglicher Prädiktoren wurde jener Variablen, die mit dem Outcome stärker assoziiert war, der Vorzug gegeben. In der Regressionsanalyse wurde bei der Variablen ‚Arbeitsbereiche' (Stationen) die Ärztegruppe „Geriatrie/Palliativ" als Referenz definiert, da sich in der post-hoc Analyse der Therapieentscheidung die größte Signifikanz gegenüber dieser Gruppe fand. Anschließend wurden die anderen Variablen sequentiell in der Reihenfolge ihres Signifikanzniveaus in die Regression eingeschlossen (208,205,209–212).

Die **Wertung der medizinethischen Kriterien**, die **Fragen zum eigenen Fall** und zur **Entscheidungspraxis**, wurden deskriptiv beschrieben und Unterschiede in Abhängigkeit des Arbeitsbereiches (Station) mit dem Chi^2-Test, bzw. dem Fisher-Exact-Test, berechnet. Außerdem erfolgte eine Kontingenz/Korrelationsanalyse der Bewertung der Ethikfragen mit den Angaben zum eigenen Fall, um einen Zusammenhang dieser miteinander korrespondierenden Variablen zu überprüfen. Da bei der Berechnung mittels Chi^2-Unabhängigkeitstest mit Cramérs V, die Test-Voraussetzungen in 17 von 18 Items aufgrund eines zu hohen Prozentsatzes an erwarteten Feldern mit weniger als 5, verletzt waren, wurden die als Likertskala (ordinal) vorliegenden Ethikbewertungsvariablen in dichotome Werte überführt und mit dem Chi^2-Unabhängigkeitstest und Phi in einer 2×2 Kontingenztafel berechnet (210).

Für das Assoziationsmaß Cramérs V (und analog dazu für Phi) wurde folgende Interpretation verwendet: $0 \leq V < 0,1$ kein Zusammenhang, $0,1 \leq V < 0,3$ schwacher Zusammenhang, $0,3 \leq V < 0,6$ mittlerer Zusammenhang, $0,6 \leq V \leq 1$ starker Zusammenhang (212). Anzumerken ist, dass Cramérs V auch bei hohen Signifikanzen tendenziell niedrige Korrelationswerte ergibt (213).

Die schriftlichen **Kommentare** (qualitative Ergebnisse) der Frage, welche Informationen für die Therapieentscheidung im Fallbeispiel fehlten, wurden für die am häufigsten nachgefragte Vorsorgeverfügung (Patientenverfügung oder Vorsorgevollmacht) manuell in eine dichotome Variable übergeführt (Quantifizierung). Zur Sicherung der Datenqualität erfolgte dies am Computer und handschriftlich am Ausdruck, mit nachfolgender Vergleichskontrolle. Diese Variable wurde mittels Chi^2-Unabhängigkeitstest mit Cramérs V in Korrelation mit der Variablen ‚Empfehlung für Patientenverfügung', d. h. ob man bei ‚absehbarem schwerem Krankheitsverlauf oder begrenzter Lebenserwartung' die Erstellung einer Patientenverfügung selber empfiehlt, gesetzt.

Die statistische Auswertung erfolgte mit IBM SPSS Statistics for Macintosh, Vers. 23. Armonk, NY: IBM Corp.; 2015.

Ergebnisse

5

Es wurden 162 Fragebögen von Ärzten ausgewertet, von denen 67 (41 %) an einer Intensivstation, 51 (32 %) an einer Pneumologie / Inneren Medizin und 44 (27 %) an einer Geriatrie / Palliativstation arbeiten. Die Teilnehmer waren im Durchschnitt 49 Jahre alt und benötigten im Mittel 9,6 Minuten zum Ausfüllen des Fragebogens. Der Rücklauf ist mit 11,7 % ähnlich wie bei vergleichbaren Studien die per Email-Einladung durchgeführt wurden (13,3 bzw. 17,0 %) (192,214). Die Eigenschaften der Teilnehmer sind in Tabelle 5.1 und in Abbildung 5.1 aufgelistet.

In der Varianzanalyse (ANOVA) des Alters bezogen auf den Arbeitsbereich fand sich ein signifikanter Unterschied ($F = 4,819$, $p = 0,009$) (siehe Abbildung 5.1). Die Frage nach dem Alter wurde von 15 (9 %) und die Frage nach dem Geschlecht von 4 (3 %) der Teilnehmer nicht angegeben. 68 % der Ärzte arbeiten schon seit 10 oder mehr Jahren in ihrem Bereich.

155 (97 %) der Teilnehmer gaben an, dass das Thema der Befragung für ihren Berufsalltag relevant ist. 80 % berichten, dass sie in den letzten 4–6 Wochen ‚Häufig‘ oder ‚Immer‘ Entscheidungen treffen mussten, wo es um eine Therapieintensivierung, -begrenzung oder -rückzug ging. Die Bereichserfahrung und der Ausbildungsgrad wurden zu 100 % und die Frage nach einer Zusatzausbildungen von 64 % beantwortet. 84 % beantworteten die optionalen Fragen zu einem eigenen Fall.

160 (99 %) der Befragten sind aktiv in der Patientenversorgung tätig und 157 (97 %) von ihnen arbeiten in Österreich. Von den Ärzten, die an einer Intensivstation arbeiten, sind 42 (63 %) Fachärzte (FÄ) für Anästhesie und Intensivmedizin, an einer Pneumologie / Inneren Medizin sind 24 (47 %) FÄ für Pneumologie bzw. 21 (41 %) FÄ für Innere Medizin und an einer Geriatrie / Palliativstation sind 23 (52 %) Allgemeinärzte bzw. 16 (36 %) FÄ für Innere Medizin, hier waren jeweils Mehrfachnennungen möglich. Von den Ärzten an einer Intensivstation

Tabelle 5.1 Eigenschaften der befragten Ärztegruppen

	Gesamt	Intensiv	Pulmo/Interne	Geriatrie/Palliativ	p-Wert
Anzahl der Ärzte n (%)	162	67 (41)	51 (32)	44 (27)	
Alter in Jahren					0,009
Mittelwert ± SD	49 ± 10	47 ± 9	47 ± 11	53 ± 8	
Spannweite (Min-Max)	38(27–65)	31(32–63)	38(27–65)	35(30–65)	
Geschlecht n (%)					0,034
Männlich	89 (55)	37 (55)	32 (63)	20 (46)	
Weiblich	69 (43)	30 (45)	19 (37)	20 (46)	
Ausbildungsgrad n (%)					<0,001
Arzt in Ausbildung	12 (7)	3 (5)	8 (16)	1 (2)	
Allgemeinarzt	18 (11)	2 (3)	2 (4)	14 (32)	
Facharzt	132 (82)	62 (93)	41 (80)	29 (66)	
Zusatzausbildung n (%)					
Additivfach Intensivmedizin	43 (27)	30 (45)	10 (20)	3 (7)	0,001
Additivfach Geriatrie	34 (21)	1 (1)	6 (12)	27 (61)	<0,001
ÖÄK-Diplom Geriatrie	33 (20)	0	7 (14)	26 (56)	<0,001
ÖÄK-Diplom Notfallmedizin	91 (56)	46 (69)	22 (43)	23 (52)	0,035
ÖÄK-Diplom Palliativmedizin	74 (46)	14 (21)	19 (37)	41 (93)	<0,001
Bereichserfahrung n (%)					n.s.
≥10 Jahre	110 (68)	43 (64)	37 (73)	30 (68)	

n … Teilnehmeranzahl; n.s. … Nicht signifikant (p>0,05); SD … Standardabweichung; ÖAK … Österreichische Ärztekammer.
Quelle: Eigene Daten. Erstpublikation in Gäbler M, Ohrenberger G, Funk G-C. Treatment decisions in end-stage COPD: who decides how? A cross-sectional survey of different medical specialties. ERJ Open Res 2019; 5: 00163-2018 [https://doi.org/10.1183/23120541.00163-2018]

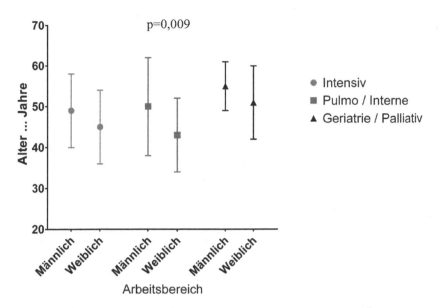

Abbildung 5.1 Altersverteilung (Mittelwerte und Standardabweichung) der Ärzte getrennt nach Arbeitsbereich und Geschlecht, sowie Ergebnis der Varianzanalyse.
Quelle: Eigene Daten

haben 21 % ein Österreiches Ärztekammer (ÖÄK)-Diplom für Palliativmedizin, keiner ein ÖÄK-Diplom in Geriatrie und einer hat das Additivfach Geriatrie.

5.1 Therapieentscheidung und Prädiktoren

Für eine NIV entschieden sich 23 % der Teilnehmer, 31 % für eine konservative und 46 % für eine palliative Therapie. Zwischen den Entscheidungen der verschiedenen Arztgruppen (Intensiv, Pulmo/Interne, Geriatrie/Palliativ) fand sich ein statistisch signifikanter Unterschied (p = 0,002). Die Ergebnisse sind in Abbildung 5.2 und in Tabelle 5.2 dargestellt.

In der post-hoc Analyse zeigte sich, dass zwischen den Ärzten an einer Intensivstation und den Ärzten an einer Pneumologie / Inneren Abteilung kein signifikanter Unterschied bestand, wohl aber zwischen den Ärzten, die an einer Geriatrie/Palliativstation arbeiten und den beiden anderen Gruppen (siehe Tabelle 5.3 und Abbildung 5.2).

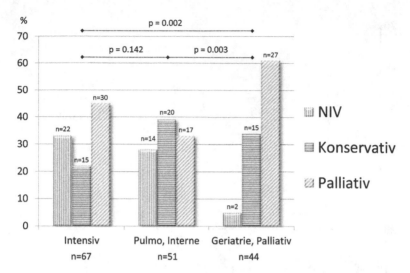

Abbildung 5.2 Verteilung der Therapieentscheidungen bei einem End-Stage COPD-Patienten (Fallvignette) in Abhängigkeit des ärztlichen Arbeitsbereiches.
Quelle: Eigene Daten. Erstpublikation in Gäbler M, Ohrenberger G, Funk G-C. Treatment decisions in end-stage COPD: who decides how? A cross-sectional survey of different medical specialties. ERJ Open Res 2019; 5: 00163-2018 [https://doi.org/10.1183/23120541.00163-2018]
n ... Anzahl der Ärzte; NIV ... Non-Invasive Ventilation; p-Wert Berechnung mittels Chi^2-Tests.

Tabelle 5.2 Therapieentscheidung in Abhängigkeit des Arbeitsbereiches (der Station), an dem die Ärzte arbeiten

Station	Gesamt n	Therapieentscheidung		
		NIV n (%)	Konservativ n (%)	Palliativ n (%)
Gesamt	162	28 (23)	50 (31)	74 (46)
-Intensiv	67	22 (33)	15 (22)	30 (45)
-Pulmo/Interne	51	14 (28)	20 (39)	17 (33)
-Geriatrie/Palliativ	44	2 (5)	15 (34)	27 (61)

n ... Anzahl der Ärzte.
Quelle: Eigene Daten.

Tabelle 5.3 Signifikanz der Unterschiede in den Entscheidungen der Arztgruppen (Post-hoc Analyse)

Arbeitsbereich versus	Arbeitsbereich	p-Wert
Intensiv	Pulmo/Interne	0,142 (n.s.)
Intensiv	Geriatrie	0,002
Pulmo/Interne	Geriatrie	0,003

p-Wert Berechnung mittels Chi^2-Test; n.s. ... nicht signifikant (p>0,05).
Quelle: Eigene Daten

Als mögliche **Prädiktoren für die Therapieentscheidung** wurden 24 Variable für die Regressionsanalyse identifiziert (11 bzw. 13 für die Entscheidung NIV ja/nein bzw. Palliativ ja/nein). Drei Variable (für die Entscheidung NIV ja/nein) wurden aufgrund einer bestehenden Multikollinearität exkludiert. Die Variablen, die sich in der Regressionsanalyse für die jeweilige Therapieentscheidung als signifikant erwiesen, sind in Tabelle 5.4 (NIV ja/nein) und Tabelle 5.5 (Palliativ ja/nein) angeführt.

Tabelle 5.4 Unabhängige Prädiktoren für die Therapieentscheidung zur NIV ja/nein

Variable	Odds-Ratio (95 % CI)	p-Wert
Arbeitsbereich:		
-Geriatrie	Referenz	
-Intensiv	14,9 (1,87–118,8)	0,011
-Pulmo/Interne	9,4 (1,14–78,42)	0,038
Arzt empfiehlt Patientenverfügung*	0,57 (0,34–0,97)	0,038
Alter des Arztes / Jahr	0,96 (0,92–1,00)	0,052

*D. h. positive Beantwortung der Frage ‚Empfehlen Sie Ihren Patienten bei einem absehbarem schweren Krankheitsverlauf und/oder begrenzter Lebenserwartung, dass sie eine Patientenverfügung, bzw. Vorsorgevollmacht erstellen?'
CI ... Konfidenzintervall; p-Wert Berechnung mittels Chi^2-Tests.
Quelle: Eigene Daten. Erstpublikation in Gäbler M, Ohrenberger G, Funk G-C. Treatment decisions in end-stage COPD: who decides how? A cross-sectional survey of different medical specialties. ERJ Open Res 2019; 5: 00163-2018 [https://doi.org/10.1183/23120541.00163-2018]

Tabelle 5.5 Unabhängige Prädiktoren für die Entscheidung Palliativtherapie ja/nein

Variable	Odds-Ratio (95 % CI)	p-Wert
Arbeitsbereich		
-Geriatrie	Referenz	
-Intensiv	0,41 (0,15–1,12)	0,081
-Pulmo/Interne	0,16 (0,05–0,47)	0,001
Anliegen anderer Berufsgruppen*	0,26 (0,12–0,60)	0,001
Sachwalterschaft**	2,69 (1,10–6,58)	0,030

*Diese Teilnehmer gaben an, dass die Anliegen anderer, an der Betreuung beteiligter Berufsgruppen, ihre Entscheidung bei ihrem erinnerten Fall beeinflusst hatten.
**Hier wurde angegeben, beim erinnerten Fall, aktiv nach einer Sachwalterschaft gefragt zu haben.
CI … Konfidenzintervall; p-Wert Berechnung mittels Chi^2-Tests.
Quelle: Eigene Daten. Erstpublikation in Gäbler M, Ohrenberger G, Funk G-C. Treatment decisions in end-stage COPD: who decides how? A cross-sectional survey of different medical specialties. ERJ Open Res 2019; 5: 00163-2018 [https://doi.org/10.1183/23120541.00163-2018]

5.2   Medizinethische Kriterien

Die 18 Fragen zur Wertung der **medizinethischen Kriterien** wurden von 99,4 % der Teilnehmer vollständig beantwortet. Von allen vier abgefragten medizinethischen Bereichen waren die Kontextfaktoren insgesamt als weniger wichtig gewertet, als die anderen drei Bereiche. Eine Übersicht über die durchschnittliche Wertung dieser vier medizinethischen Bereiche ist in Tabelle 5.6 dargestellt.

Bei 7 Items waren mehr als 92 % der Wertungen im Bereich ‚Wichtig‘ und ‚Sehr wichtig‘ verteilt. Bei vier dieser Items fand sich ein signifikanter Unterschied in der Bewertung der Ärzte der verschiedenen Arbeitsbereiche, und zwar unter den Fragen zur medizinischen Indikation ‚**Erfolgsaussicht der Intervention**‘ (p = 0,001), und zur Lebensqualität ‚**Funktioneller Status vor der Intervention**‘ (p = 0,015), ‚**Fehlende Selbstständigkeit – Pflegebedürftigkeit**‘ (p = 0,003), und ‚**Demenz**‘ (p = 0,046).

Die ‚**Erfolgsaussicht der Intervention**‘ war 80 % der Ärzte auf einer Geriatrie/Palliativ ‚Sehr wichtig‘, aber nur 60 % der Ärzte auf einer Intensivstation und 47 % der Ärzte auf einer Pneumologie/Inneren Medizin (p = 0,001).

Der ‚**Funktionelle Status vor der Intervention**‘ war nur für 32 % der Ärzte auf einer Geriatrie/Palliativ ‚Sehr wichtig‘, aber für 40 % der Ärzte auf einer Intensivstation und 63 % der Ärzte auf einer Pneumologie/Inneren Medizin (p = 0,015).

Tabelle 5.6   Übersicht über die Wichtigkeit ethischen Kriterien für Therapieentscheidungen (Durchschnitt der vier abgefragten ethischen Bereiche)

Ethischen Bereiche	Unwichtig	Wenig wichtig	Wichtig	Sehr wichtig	
Medizin. Indikation	2 %	9 %	42 %	47 %	_.▄█
Patientenwille	2 %	10 %	26 %	62 %	_.▄█
Lebensqualität	2 %	11 %	39 %	48 %	_.▄█
Kontextfaktoren	28 %	45 %	25 %	2 %	█▐▄_

Quelle. Eigene Daten

Die ‚**Fehlende Selbstständigkeit – Pflegebedürftigkeit**' war nur 14 % der Ärzte auf einer Geriatrie/Palliativ ‚Sehr wichtig', aber 28 % der Ärzte auf einer Intensivstation und 39 % der Ärzte auf einer Pneumologie/Inneren Medizin (p = 0,003).

‚**Demenz**' war nur für 16 % der Ärzte auf einer Geriatrie/Palliativ ‚Sehr wichtig', aber für 28 % der Ärzte auf einer Intensivstation und 35 % der Ärzte auf einer Pneumologie/Inneren Medizin (p = 0,046).

Von allen Ärzten wurden die drei Fragen nach dem ‚**Patientenwillen**' in 82 %, einer ‚**Patientenverfügung**' in 78 % und der ‚**Lebensqualität nach der Intervention**' in 72 % der Fälle als ‚Sehr wichtig' eingestuft.

Die detaillierte Beantwortung aller Fragen dieses Abschnittes und die statischen Unterschiede zwischen den Ärzten der verschiedenen Arbeitsbereiche findet sich in Tabelle 5.7.

5.3   Eigener Fall

Der optionale Fragebereich, ob man sich bei einem **eigenen Fall** bestimmte Punkte bewusst überlegt bzw. aktiv danach gefragt hat, wurde von 84 % der Teilnehmer beantwortet. Es fand sich in allen Fragen zu den Bereichen Medizinische Indikation, Patientenwille und Lebensqualität eine hohe Ja-Tendenz. Nur bei zwei Items bestanden signifikante Unterschiede zwischen den Teilnehmergruppen. Die Frage ‚Ob eine Demenz bestand' wollten 91 % der Geriater/Palliativmediziner,

Tabelle 5.7 Medizinethische Fragen: Antwortverteilung numerisch und als Sparkline, sowie statistischer Unterschied zwischen den Arbeitsbereichen der Ärzte (Geriatrie, Intensiv, Pulmo/Interne) als p-Wert

Wie wichtig sind Ihnen folgende Aspekte bei solchen medizinethischen Entscheidungen? D. h. ob ein Patient intensivmedizinisch behandelt wird oder nicht, bzw. ob ein palliativer Weg eingeschlagen wird?		Unwichtig	Wenig wichtig	Wichtig	Sehr wichtig		p-Wert
		n (%)	n (%)	n (%)	n (%)		
Medizinische Indikation	Erfolgsaussicht der Intervention	1 (1)	3 (2)	59 (36)	99 (61)		0.001
	Überlebenswahrscheinlichkeit	3 (2)	22 (14)	77 (48)	58 (36)		n.s.
	Geringe Belastung durch die Intervention	5 (3)	23 (14)	69 (43)	65 (40)		n.s.
	Eingeschränkte natürliche Lebenserwartung (durch Alter, Begleiterkrankungen, etc.)	4 (3)	10 (6)	66 (41)	82 (51)		n.s.
Patienten-Wille	(Mutmaßlicher) Patientenwille	1 (1)	2 (1)	27 (17)	132 (82)		n.s.
	Vorhandene Patientenverfügung	0 (0)	4 (3)	32 (20)	125 (78)		n.s.
	Vorhandene Vorsorgevollmacht	2 (1)	17 (11)	54 (34)	87 (54)		n.s.
	Bestehende Sachwalterschaft	8 (5)	44 (27)	54 (34)	55 (34)		n.s.
Lebensqualität	Lebensqualität vor der Intervention	1 (1)	3 (2)	60 (37)	98 (61)		n.s.

(Fortsetzung)

Tabelle 5.7 (Fortsetzung)

Wie wichtig sind Ihnen folgende Aspekte bei solchen medizinethischen Entscheidungen?
D. h. ob ein Patient intensivmedizinisch behandelt wird oder nicht, bzw. ob ein palliativer Weg eingeschlagen wird?

		Unwichtig	Wenig wichtig	Wichtig	Sehr wichtig		p-Wert
		n (%)	n (%)	n (%)	n (%)		
	Funktioneller Status vor der Intervention	2 (1)	11 (7)	76 (47)	73 (45)	▬	0.015
	Fehlende Selbstständigkeit – Pflegebedürftigkeit	7 (4)	34 (21)	76 (47)	45 (28)	▬	0.003
	Demenz	6 (4)	47 (29)	65 (40)	44 (27)	▬	0.046
	Erwarteter funktioneller Status nach Behandlung	1 (1)	5 (3)	65 (40)	91 (56)	▬	n.s.
	Erwartete Lebensqualität nach der Intervention	1 (1)	4 (3)	40 (25)	117 (72)	▬	n.s.
Kontextfaktoren	Anliegen der Angehörigen	13 (8)	62 (39)	81 (50)	5 (3)	▬	n.s.
	Verfügbarkeit von Intensivbetten	41 (26)	74 (47)	39 (23)	7 (4)	▬	n.s.
	Arbeitsaufwand (durch die Patientenversorgung oder um ein Intensivbett zu organisieren)	89 (55)	67 (42)	5 (3)	0 (0)	▬	n.s.

(Fortsetzung)

Tabelle 5.7 (Fortsetzung)

Wie wichtig sind Ihnen folgende Aspekte bei solchen medizinethischen Entscheidungen? D. h. ob ein Patient intensivmedizinisch behandelt wird oder nicht, bzw. ob ein palliativer Weg eingeschlagen wird?		Unwichtig	Wenig wichtig	Wichtig	Sehr wichtig	p-Wert
		n (%)	n (%)	n (%)	n (%)	
	Vorgaben zur Verwendung von Ressourcen, insbesondere von spezialisierten Betten?	35 (23)	83 (54)	36 (23)	1 (1)	n.s.

Gibt es andere (nicht genannte) Aspekte, die Ihnen für solche medizinethischen Entscheidungen wichtig sind?

Quelle. Eigene Daten. Erstpublikation in Gäbler M, Ohrenberger G, Funk G-C. Treatment decisions in end-stage COPD: who decides how? A cross-sectional survey of different medical specialties. ERJ Open Res 2019; 5: 00163-2018 [https://doi.org/10.1183/23120541.00163-2018]

n … Anzahl; Prozentangaben wurden ganzzahlig gerundet; p-Werte wurden mit Chi^2-Test oder Fisher-Exact-Test ermittelt und beziehen sich auf die Unterschiede zwischen den Ärztegruppen; n.s. … Nicht signifikant (p>0.05).
Die letzte Frage war eine offene Frage, bei der Teilnehmer einen Kommentar hinterlassen konnten.

86 % der Intensivärzte und 70 % der Pneumologen/Internisten bewusst überlegt haben (p = 0,039). Ebenso war die Haltung des Intensivarztes bzgl. der Übernahme des Patienten für 40 % der Pneumologen/Internisten, 31 % der Geriater/Palliativmediziner und nur 14 % der Intensivmediziner eine Überlegung wert (p = 0,021). Die Ergebnisse für alle Fragen sind in Tabelle 5.8 dargestellt.

Tabelle 5.8 Fragen zu einem eigenen Fall mit gleicher (oder ähnlicher) medizinethischer Entscheidung wie in der Fallvignette: Antwortverteilung numerisch und als Sparkline, sowie statistischer Unterschied zwischen den Arbeitsbereichen der Ärzte (Geriatrie, Intensiv, Pulmo/Interne) als p-Wert

Teilnehmer, die auf die Frage *„Ist Ihnen ein bestimmter Fall erinnerlich, wo Sie eine gleiche oder ähnliche medizinethische Entscheidung fällen mussten? D. h. ob ein Patient intensivmedizinisch behandelt wird oder nicht, bzw. ob ein palliativer Weg eingeschlagen wird?"* mit „Ja" geantwortet haben, wurden folgende Fragen gestellt:

Haben Sie in ihrem bestimmten Fall folgende Punkte BEWUSST überlegt oder AKTIV danach gefragt?		Nein	Ja		p-Wert
		n (%)	n (%)		
Medizin. Indikation	Erfolgsaussicht der Behandlung	3 (2)	132 (98)	_■	n.s.
	Wahrscheinlichkeit des Überlebens der Akutsituation	7 (5)	126 (95)	_■	n.s.
	Wie belastend die Intervention für den Patienten wäre	22 (17)	110 (83)	_■	n.s.
	Wie die natürliche Lebenserwartung des Patienten wäre	22 (17)	111 (84)	_■	n.s.
Patienten-Wille	Was der Patient in dieser Situation wollte	5 (4)	129 (96)	_■	n.s.
	Ob eine Patientenverfügung bestand	16 (12)	118 (88)	_■	n.s.
	Ob eine Vorsorgevollmacht bestand	43 (32)	91 (68)	_■	n.s.
	Ob eine Sachwalterschaft bestand	40 (30)	92 (72)	_■	n.s.

(Fortsetzung)

Tabelle 5.8 (Fortsetzung)

Teilnehmer, die auf die Frage *„Ist Ihnen ein bestimmter Fall erinnerlich, wo Sie eine gleiche oder ähnliche medizinethische Entscheidung fällen mussten? D. h. ob ein Patient intensivmedizinisch behandelt wird oder nicht, bzw. ob ein palliativer Weg eingeschlagen wird?* " mit „Ja" geantwortet haben, wurden folgende Fragen gestellt:

Haben Sie in ihrem bestimmten Fall folgende Punkte BEWUSST überlegt oder AKTIV danach gefragt?		Nein	Ja		**p-Wert**
		n (%)	n (%)		
Lebensqualität	Ob Selbstständigkeit oder Pflegebedürftigkeit vor der Erkrankung bestand	5 (4)	130 (96)	_■	n.s.
	Ob die Lebensqualität vor der Intervention für den Patient gut war	10 (8)	124 (93)	_■	n.s.
	Wie der funktionelle Status vor der Erkrankung war	4 (3)	131 (97)	_■	n.s.
	Ob eine Demenz bestand	24 (18)	108 (82)	_■	0.039
	Wie die Lebensqualität nach der Intervention sein würde	20 (15)	110 (85)	_■	n.s.
	Welcher funktionelle Status nach der Behandlung zu erwarten war, bzw. mit welchen physischen, psychischen und emotionalen Defiziten zu rechnen war	17 (13)	113 (87)	_■	n.s.
Kontextfaktoren	Was die Anliegen der Angehörigen sind	40 (31)	90 (69)	_■	n.s.
	Ob die Verfügbarkeit von Intensivbetten Sie in Ihrer Entscheidung beeinflusst	100 (76)	31 (24)	■_	n.s.
	Ob der Arbeitsaufwand für die Patientenversorgung oder die Organisation eines Intensivbettes, Sie negativ beeinflusst	117 (89)	15 (11)	■_	n.s.

(Fortsetzung)

Tabelle 5.8   (Fortsetzung)

Teilnehmer, die auf die Frage *„Ist Ihnen ein bestimmter Fall erinnerlich, wo Sie eine gleiche oder ähnliche medizinethische Entscheidung fällen mussten? D. h. ob ein Patient intensivmedizinisch behandelt wird oder nicht, bzw. ob ein palliativer Weg eingeschlagen wird?* " mit „Ja" geantwortet haben, wurden folgende Fragen gestellt:

Haben Sie in ihrem bestimmten Fall folgende Punkte BEWUSST überlegt oder AKTIV danach gefragt?	Nein	Ja		p-Wert
	n (%)	n (%)		
Ob Vorgaben zur Verwendung von Ressourcen, insbesondere von spezialisierten Betten, Ihre Entscheidung beeinflusst	102 (80)	26 (20)	▪_	n.s.
Ob Ihre momentane Stimmung, Arbeitsbelastung oder Empathie/Antipathie, die Entscheidung negativ beeinflusst	94 (75)	32 (25)	▪_	n.s.
Haben folgende Faktoren ihre damalige Entscheidung beeinflusst?				
Kontext-faktoren Haltung des Intensivstationsarztes bzgl. der Übernahme des Patienten	92 (73)	34 (27)	▪_	0.021
Anliegen anderer, an der Betreuung beteiligten Berufsgruppen	68 (52)	63 (48)	▪_	n.s.
Ihre damalige Stimmung, Arbeitsbelastung, Empathie/Antipathie	105 (84)	20 (16)	▪_	n.s.

Quelle. Eigene Daten. Erstpublikation in Gäbler M, Ohrenberger G, Funk G-C. Treatment decisions in end-stage COPD: who decides how? A cross-sectional survey of different medical specialties. ERJ Open Res 2019; 5: 00163-2018 [https://doi.org/10.1183/23120541.00163-2018]

n ... Anzahl. Prozentangaben wurden ganzzahlig gerundet; p-Werte wurden mit Chi^2-Test oder dem Fisher-Exact-Test ermittelt und beziehen sich auf die Unterschiede zwischen den Ärztegruppen; n.s. ... Nicht signifikant $(p > 0.05)$.

Bei der **Korrelationsanalyse der** (dichotomisierten) **Wertungen der ethischen Kriterien mit den Antworten zum eigenen Fall** ließ sich bei 11 von 18 Items kein eindeutiger statischer Zusammenhang nachweisen. Bei sieben korrespondierenden Fragen (‚Vorhandene Vorsorgevollmacht‘, ‚Bestehende Sachwalterschaft‘, ‚Demenz‘, ‚Anliegen der Angehörigen‘, ‚Verfügbarkeit von Intensivbetten‘ und ‚Vorgaben zur Verwendung von Ressourcen, insbesondere von spezialisierten Betten‘) fand sich ein signifikanter Zusammenhang. Eine Übersichtstabelle mit diesen Korrelationswerten findet sich in Tabelle 5.9.

5.4   Entscheidungspraxis

Die Fragen zur **Entscheidungspraxis** „Wie halten Sie es in Ihrer Arbeit mit wichtigen Entscheidungen am Lebensende?", wurden von 98 % beantwortet. Bei der Frage ‚Lesen Sie sich vor Ihrer Entscheidung eine eventuell vorhandene Patientenverfügung noch einmal selber durch?‘, wählten Ärzte von einer Geriatrie/Palliativstation in 89 %, Ärzte von einer Intensivstation in 80 % und Ärzte von einer Pneumologie/Inneren Medizin in 59 % der Fälle die Option, dies ‚Immer‘ zu tun (p = 0,006). In der Beantwortung der Frage ‚Versuchen Sie wichtige Entscheidungen auch mit Patienten zu besprechen, die kognitiv eingeschränkt sind (z. B. durch Somnolenz, Demenz, Delir)?‘, zeigte sich, dass Ärzte von einer Geriatrie/Palliativ in 50 %, Ärzte von einer Intensivstation bzw. Pneumologie/Inneren Medizin nur in 17 bzw. 18 % dies ‚Immer‘ versuchen (p<0,001). 51 % der Teilnehmer gaben an, dass End-of-Life Entscheidungen für sie ‚nie‘ oder ‚selten‘, bzw. in 49 % ‚Häufig‘ oder ‚Immer‘, belastend sind. Eine Auflistung der Fragen zur Entscheidungspraxis mit den Antworthäufigkeiten und p-Werten findet sich in Tabelle 5.10.

5.5   Teilnehmerkommentare

43 % der Teilnehmer fragten beim Fallbeispiel im Kommentarbereich schriftlich nach einer **Vorsorgeverfügung** (d. h. Patientenverfügung, Vorsorgevollmacht oder schriftliche Willenserklärung). Im Vergleich dazu gaben 65 % in den Fragen zum Entscheidungsprozess an, Patienten ‚Häufig‘ oder ‚Immer‘ bei einem absehbaren schweren Krankheitsverlauf oder bei begrenzter Lebenserwartung die Erstellung einer solchen zu empfehlen. Hier fand sich eine signifikante Korrelation zwischen diesen Antworten (Cramers V = 0,307 und p = 0,001).

Tabelle 5.9 Korrelation zwischen den Ergebnissen der medizinethischen Fragen und der Antworten zum eigenen Fall

Medizinethische Fragen		Eigener Fall	Cramers V	p-Wert	Phi	p-Wert
Wie wichtig sind Ihnen folgende Aspekte bei solchen medizinethischen Entscheidungen?		Haben Sie in ihrem bestimmten Fall folgende Punkte BEWUSST überlegt oder AKTIV danach gefragt?				
Medizinische Indikation	Erfolgsaussicht der Intervention	Erfolgsaussicht der Behandlung	n.a.	n.s.	n.a.	n.s.
	Überlebenswahrschein-lichkeit	Wahrscheinlichkeit des Überlebens der Akutsituation	n.a.	n.s.	n.a.	n.s.
	Geringe Belastung durch die Intervention	Wie belastend die Intervention für den Patienten wäre	n.a.	<0.001*)	n.a.	<0,001*)
	Eingeschränkte natürliche Lebenserwartung (durch Alter, Begleiterkrankungen, etc.)	Wie die natürliche Lebenserwartung des Patienten wäre	n.a.	n.s.	n.a.	n.s.
Patienten-Wille	(Mutmaßlicher) Patientenwille	Was der Patient in dieser Situation wollte	n.a.	n.s.	n.a.	n.s.
	Vorhandene Patientenverfügung	Ob eine Patientenverfügung bestand	n.a.	n.s.	n.a.	n.s.

(Fortsetzung)

Tabelle 5.9 (Fortsetzung)

Medizinethische Fragen		Eigener Fall	Cramers V	p-Wert	Phi	p-Wert
Wie wichtig sind Ihnen folgende Aspekte bei solchen medizinethischen Entscheidungen?		Haben Sie in ihrem bestimmten Fall folgende Punkte BEWUSST überlegt oder AKTIV danach gefragt?				
	Vorhandene Vorsorgevollmacht	Ob eine Vorsorgevollmacht bestand	n.a.	<0,001*)	0,246	**0,008**
	Bestehende Sachwalterschaft	Ob eine Sachwalterschaft bestand	n.a.	0,001*)	**0,360**	**<0,001**
Lebensqualität	Lebensqualität vor der Intervention	Ob die Lebensqualität vor der Intervention für den Patient gut war	n.a.	n.s.	n.a.	n.s.
	Funktioneller Status vor der Intervention	Wie der funktionelle Status vor der Erkrankung war	n.a.	0,041*)	n.a.	n.s.
	Fehlende Selbstständigkeit – Pflegebedürftigkeit	Ob Selbstständigkeit oder Pflegebedürftigkeit vor der Erkrankung bestand	n.a.	0,008*)	n.a.	0,008*)
	Demenz	Ob eine Demenz bestand	n.a.	0,016*)	0,254	**0,006**

(Fortsetzung)

Tabelle 5.9 (Fortsetzung)

Medizinethische Fragen		Eigener Fall	Cramers V	p-Wert	Phi	p-Wert
Wie wichtig sind Ihnen folgende Aspekte bei solchen medizinethischen Entscheidungen?		Haben Sie in ihrem bestimmten Fall folgende Punkte BEWUSST überlegt oder AKTIV danach gefragt?				
	Erwarteter funktioneller Status nach Behandlung	Welcher funktionelle Status nach der Behandlung zu erwarten war, bzw. mit welchen physischen, psychischen und emotionalen Defiziten zu rechnen war	n.a.	n.s.	n.a.	n.s.
	Erwartete Lebensqualität nach der Intervention	Wie die Lebensqualität nach der Intervention sein würde	n.a.	n.s.	n.a.	n.s.
Kontextfaktoren	Anliegen der Angehörigen	Was die Anliegen der Angehörigen sind	n.a.	<0,001*)	0,407	<0,001
	Verfügbarkeit von Intensivbetten	Ob die Verfügbarkeit von Intensivbetten Sie in Ihrer Entscheidung beeinflusst	0,419	<0,001	0,419	<0,001

(Fortsetzung)

Tabelle 5.9 (Fortsetzung)

Medizinethische Fragen	Eigener Fall	Cramers V	p-Wert	Phi	p-Wert
Wie wichtig sind Ihnen folgende Aspekte bei solchen medizinethischen Entscheidungen?	Haben Sie in ihrem bestimmten Fall folgende Punkte BEWUSST überlegt oder AKTIV danach gefragt?				
Arbeitsaufwand (durch die Patientenversorgung oder um ein Intensivbett zu organisieren)	Ob der Arbeitsaufwand für die Patientenversorgung oder die Organisation eines Intensivbettes, Sie negativ beeinflusst	n.a.	0,014*)	n.a.	0,012*)
Vorgaben zur Verwendung von Ressourcen, insbesondere von spezialisierten Betten?	Ob Vorgaben zur Verwendung von Ressourcen, insbesondere von spezialisierten Betten, Ihre Entscheidung beeinflusst	n.a.	<0,001*)	**0,464**	**<0,001**

Quelle. Eigene Daten.

In der Berechnung der Korrelation gibt Cramers V den Zusammenhang mit den ordinalskalierten und Phi den Zusammenhang mit den dichotomisierten Ethikwertungen an. Interpretation von Cramers V (bzw. Phi): $0 \leq V < 0{,}1$ kein Zusammenhang, $0{,}1 \leq V < 0{,}3$ schwacher Zusammenhang, $0{,}3 \leq V < 0{,}6$ mittlerer Zusammenhang, $0{,}6 \leq V \leq 1$ starker Zusammenhang. n.s. ... Nicht signifikant (p>0,05); n.a. ... Nicht anwendbar! Korrelation nach Cramer V nicht anwendbar, weil die Prüfgröße Chi² nicht berechnet werden darf, da in mehr als 20 % der Zellen die erwartete Häufigkeit unter 5 liegt. Ein (in diesen Fällen) signifikanter Fisher Exact Test wird mit einem *) angegeben.

Tabelle 5.10 Fragen zu medizinethischen Entscheidungsprozessen im Alltag: Antwortverteilung numerisch und als Sparkline, sowie statistischer Unterschied zwischen den Arbeitsbereichen der Ärzte (Geriatrie, Intensiv, Pulmo/Interne) als p-Wert

Wie halten Sie es in Ihrer Arbeit mit wichtigen medizinethischen Entscheidungen am Lebensende? Insbesondere bei DNR- und AND-Order, Therapiebegrenzungen (DNI, DNE) und Therapierückzug	Nie	Selten	Häufig	Immer		p-Wert
	n (%)	n (%)	n (%)	n (%)		
Definieren Sie die Fragestellung und zu klärende Probleme schriftlich?	9 (6)	35 (22)	67 (42)	49 (31)		n.s.
Lesen Sie sich vor Ihrer Entscheidung eine eventuell vorhandene Patientenverfügung noch einmal selber durch?	3 (2)	9 (6)	26 (17)	120 (76)		0.006
Besprechen Sie sich mit Kollegen (oder anderen) im Vorfeld Ihrer Entscheidung?	0 (0)	6 (4)	59 (37)	96 (60)		n.s.
Versuchen Sie wichtige Entscheidungen auch mit Patienten zu besprechen, die kognitiv eingeschränkt sind (z. B. durch Somnolenz, Demenz, Delir)?	6 (4)	55 (34)	57 (36)	42 (26)		<0.001
Haben Sie für sich klare Prinzipien, nach denen Sie eine solche Entscheidung fällen?	1 (1)	13 (8)	82 (52)	61 (39)		n.s.
Begründen Sie Ihre Entscheidung schriftlich?	6 (4)	28 (18)	44 (28)	81 (51)		n.s.
Revaluieren Sie Ihre Entscheidung regelmäßig im weiteren Verlauf der Betreuung?	0 (0)	15 (9)	62 (38)	85 (53)		n.s.

(Fortsetzung)

Tabelle 5.10 (Fortsetzung)

Wie halten Sie es in Ihrer Arbeit mit wichtigen medizinethischen Entscheidungen am Lebensende? Insbesondere bei DNR- und AND-Order, Therapiebegrenzungen (DNI, DNE) und Therapierückzug	Nie	Selten	Häufig	Immer		p-Wert
	n (%)	n (%)	n (%)	n (%)		
Empfehlen Sie Ihren Patienten bei einem absehbarem schwerem Krankheitsverlauf und/oder begrenzter Lebenserwartung, dass sie eine Patientenverfügung, bzw. Vorsorgevollmacht, erstellen?	11 (7)	45 (28)	76 (48)	28 (18)		n.s.
Mussten Sie in den letzten 4–6 Wochen medizinethische Entscheidungen fällen, wo es um Therapieintensivierung, -begrenzung oder -rückzug gegangen ist?	5 (3)	27 (17)	86 (54)	41 (26)		n.s.
Empfinden Sie persönlich medizinethische Entscheidungen am Lebensende als emotional belastend?	8 (5)	73 (46)	59 (37)	19 (12)		n.s.

Quelle. Eigene Daten. Erstpublikation in Gäbler M, Ohrenberger G, Funk G-C. Treatment decisions in end-stage COPD: who decides how? A cross-sectional survey of different medical specialties. ERJ Open Res 2019; 5: 00163-2018 [https://doi.org/10.1183/23120541.00163-2018]

n … Anzahl; DNR … Do Not Resuscitate; AND … Allow natural Death; DNI … Do not intubate; DNE … Do not escalate; n.s. … Nicht signifikant (p>0.05).

Prozentangaben wurden auf ganze Zahlen gerundet, p-Werte wurden mit Chi^2-Test oder dem Fisher-Exact-Test ermittelt und beziehen sich auf die Unterschiede zwischen den Ärztegruppen.

In den **Kommentaren** wurden von den Teilnehmern Inhalt, Umfang und Art der Umfrage insgesamt sehr positiv kommentiert. Von einer Probandin wurde kritisiert, dass eine Frage nicht gegendert war, was noch während der Umfrage korrigiert wurde.

Diskussion

Die vorliegende Studie konnte zeigen, dass bei End-Stage-COPD-Patienten mit akutem respiratorischem Versagen, die Entscheidung ob eine NIV, eine konservative oder eine palliative Therapie eingeleitet wird, stark davon abhängt, ob die Behandlung von einem Arzt erfolgt, der an einer Intensivstation, an einer Pneumologie / Inneren Medizin oder an einer Geriatrie/Palliativstation arbeitet.

Auf Grund der Signifikanz dieser Ergebnisse wurde die Nullhypothese verworfen und die Alternativhypothese angenommen:

„Ärzte von verschiedenen Abteilungen entscheiden sich in derselben Akutsituation bei COPD-Patienten für unterschiedliche Therapien. (Es gibt einen Zusammenhang zwischen der Abteilungszugehörigkeit des Arztes und der gewählten Therapie.)"

Außerdem ist das Alter des Arztes ein unabhängiger Prädiktor für die Entscheidung für oder gegen eine NIV, d. h. mit jedem zusätzlichen Lebensjahr des Arztes sinkt die Wahrscheinlichkeit, dass er sich für eine NIV entscheidet.

6.1 Vergleiche mit anderen Studien

In dieser Studie wurde erstmals ein Zusammenhang zwischen der prinzipiellen Therapieentscheidung bei End-Stage COPD und dem Fachbereich des Arztes nachgewiesen, was sich bisher in der Literatur nicht findet. In einer 1985 publizierten Studie von Pearlman und Jonsen (181) zur Frage der Lebensqualität als Entscheidungsgrund wurde zwar eine ähnliche Fallvignette verwendet und es wurden zwei Gruppen von Ärzten (Internisten und Allgemeinmediziner) befragt, aber es findet sich kein statistischer Unterschied in den Entscheidungen der beiden Arztgruppen, ob eine invasive Beatmung eingeleitet wird oder nicht.

M. Gäbler, *Medizinethische Entscheidungen am Lebensende*, https://doi.org/10.1007/978-3-658-32959-4_6

Allerdings war die NIV vor 30 Jahren noch nicht als wirksame Therapiemöglichkeit für die COPD etabliert und es stand nur die invasive Beatmung zur Verfügung. In der 2014 publizierten europäischen COPD Audit Studie von Lopez-Campos et al. (68,94) wird gezeigt, dass es Unterschiede in der NIV-Versorgung bei akut exazerbierten COPD-Patienten in Abhängigkeit der Spitalsgröße und dem Ausbildungsstand des Personals gibt, aber auch dass nicht alle Patienten (die für eine NIV geeignet wären) behandelt werden können. Jox et al. (144) beschreiben 2012, dass Intensivmediziner und Palliativmediziner unterschiedliche Kommunikationsstrategien haben um Patienten oder Angehörigen die Nutzlosigkeit (Futility) einer weiteren Behandlung mitzuteilen, zeigen dabei aber keinen Behandlungsunterschied auf.

6.2 Stärken der Arbeit

Die Stärke dieser Studie liegt in der Erhebung eines bisher in der wissenschaftlichen Literatur nicht explorierten Zusammenhanges zwischen der Therapieentscheidung und dem Fachbereich des Arztes. Aufgrund der Anzahl der Studienteilnehmer in allen Ärztegruppen, der fast hundertprozentigen Ausfüllrate und der ausgewogenen Entscheidungsverteilung bei der Fallvignette, sowie einer Normalverteilung der benötigten Ausfüllzeit, ist von einer sehr hohen Datenqualität auszugehen.

Das Thema der Studie scheint für alle Teilnehmer von hohem Interesse gewesen zu sein, da fast alle Teilnehmer angaben, dass das Thema für sie im Alltag relevant ist und dass die Mehrzahl berichtete, häufig solche Entscheidungen (Therapieintensivierung, -begrenzung oder -rückzug) treffen zu müssen. Die Bereitschaft der meisten, sich zusätzliche Fragen zu einem eigenen Fall stellen zu lassen, bestätigt dies zusätzlich. Damit ist es gelungen, die „Zielpopulation", nämlich diejenigen Ärzte zu kontaktieren, die im Alltag solche Entscheidungen treffen. Es zeigt aber auch, dass nur Ärzte in der Befragung mitgemacht haben, für die das Thema persönlich im Berufsalltag wichtig ist. Der höhere Altersdurchschnitt der Teilnehmer und die lange Bereichserfahrung spiegelt eine größere Erfahrung wider, ebenso wie die hohe Qualifikation der Teilnehmer (4/5 sind Fachärzte). Diese Tatsachen bestätigen die hohe Aussagekraft der Ergebnisse.

Die hohe Anzahl an positiven Teilnehmerkommentaren und Anfragen um die Ergebnisse der Auswertung zugeschickt zu bekommen, zeigte das große Interesse an der Studie. Mit der Studie wurde scheinbar eine Fragestellung bzw. Thematik aufgeworfen, die den Teilnehmern wichtig ist und sie im Alltag beschäftigt.

6.3   Limitationen

Durch die Kontaktierung der Teilnehmer über die Fachgesellschaften und den Titel der Umfrage besteht vermutlich ein Selektionsbias, wodurch hauptsächlich am Thema interessierte Ärzte den Fragebogen ausfüllten. Für diesen Selektionsbias spricht auch ein eher niedriger (aber mit anderen Studien vergleichbarer) Rücklauf. Weitere Gründe, dass die Rücklaufquote nicht höher war, kann neben der Aussendung als Massen-Email, auch der Zeitpunkt der Aussendung während der Haupturlaubszeit sein, und ein in der Einleitung angegebener Zeitbedarf von 15 Minuten.

Da es sich bei den Teilnehmern um eine gut selektionierte Population handelt, kann hier nur ein Rückschluss auf Ärzte gemacht werden, die in einer ähnlichen Situation arbeiten, nicht jedoch ein genereller Rückschluss auf alle Ärzte, die im Krankenhaus arbeiten. Auch ist ein Rückschluss auf andere End-of-Life Bereiche, wie z. B. in der Neonatologie, wo man ähnliche Fragen bei Kindern mit schwersten Missbildungen oder Stoffwechseldefekten bei gleichzeitig begrenzter Lebensprognose stellt, nicht möglich.

Fragebögen sind sehr sensitiv gegenüber absichtlicher Verfälschung, z. B. hinsichtlich sozialer Erwünschtheit (202). Ethische Themen und damit die Beachtung ethischer Kriterien werden im medizinischen Bereich als wichtig kommuniziert und müssen deswegen als sozial erwünscht angenommen werden. Außerdem gibt es beim Beantworten von Fragebögen eine generelle „Linkstendenz", d. h. Antworten die links stehen werden häufiger angeklickt, was im Fragebogen der Antwort „Sehr wichtig" entsprach (202). Zusätzlich ist durch die Fragestellung ein Framing-Bias nicht ausschließbar.

Der verwendete Fragebogen wurde mangels verfügbarer Alternativen eigens für diese Studie entwickelt und konnte im Vorfeld nicht validiert werden, weshalb die Befragungsergebnisse unter diesem Blickpunkt kritisch betrachtet werden müssen. Eine interne Validierung war nicht möglich, da die statistische Korrelation der Ergebnisse der ‚Wertungen der Ethikkriterien' mit den Antworten zum ‚eigenen Fall' nur bei einem Teil der Items möglich war, was an der schiefen Verteilung der Ergebnisse und den gewählten Skalen liegt. Eine externe Validierung (Konstruktvalidierung) durch den Vergleich mit einem ähnlichen anderen Fragebogen, war mangels Verfügbarkeit eines solchen, nicht möglich. Auch musste aus zeitlichen Gründen auf eine Re-Test-Reliabilitäts-Überprüfung verzichtet werden. Allerdings wurde in der Fragebogenerstellung versucht, einen Teil dieser Defizite auszugleichen, einerseits durch die Orientierung der Fragen an den Prinzipien der Klinischen Ethik von Jonsen et al. (1), andererseits durch Einbeziehung von Kollegen in die Fragebogenentwicklung und der Durchführung eines Vortests. Die Erstellung eines validierten Fragebogens könnte Thema einer weiteren wissenschaftlichen Arbeit sein.

Eine Limitation für die Interpretation der Therapieentscheidung ist die fehlende Erhebung des vorhandenen fachlichen Wissens über die Therapiemöglichkeiten. Insbesondere die Frage, wie gut die NIV den Teilnehmern vertraut ist und ob eine mögliche Fehleinschätzung über die Anwendbarkeit und den Aufwand der NIV bei Ärzten besteht, die wenig damit zu tun haben. Das Gleiche gilt aber auch für die Möglichkeiten und Grenzen der Palliativmedizin. Es war im Fragebogendesign bewusst vermieden worden, Fachwissen abzufragen, da vorrangig Unterschiede in der Entscheidung aufgrund persönlicher Wertungen ethischer Kriterien erhoben werden sollten. Inwieweit daher ein fehlendes Wissen ein Confounder ist, kann nicht gesagt werden und sollte in einer zukünftigen Studie mit erhoben werden.

6.4   Interpretation und Mechanismen

Bei der **Therapieentscheidung** fällt auf, dass Ärzte von einer Intensivstation entweder eine palliative Therapieschiene einschlagen oder eine NIV durchführen, dass Pneumologen und Internisten versuchen konservativ zu therapieren und Geriater/Palliativmediziner in erster Linie eine palliative Therapieschiene einschlagen. Es entsteht der Eindruck, dass Ärzte im Sinne eines Availability-Bias dazu tendieren die Therapien anzuwenden, die sie am häufigsten machen bzw. besser kennen und die deswegen am ehesten in ihre Entscheidungsüberlegung mit einbezogen wird (215). Es lässt auch den Schluss zu, dass das Wissen zu bestimmten Therapien (v. a. der NIV) nicht ubiquitär verfügbar ist und hier möglicherweise ein Aufholbedarf besteht. Allerdings können mit der vorliegenden Studie keine Aussagen über Kausalitäten gemacht werden, sondern nur Zusammenhänge mit den abgefragten Items aufgezeigt werden.

Der Großteil der Teilnehmer hat für sich klare **Prinzipien zur Therapieentscheidung**. Dies ist in Anbetracht der Berufserfahrung und des Alters des Arztes, aber auch durch die vorhandene Relevanz für den Berufsalltag, gut erklärbar. Es erscheint natürlich, dass sich bei wiederholten Entscheidungen zu einer bestimmten Frage – bewusst oder unbewusst – kognitive Entscheidungsstrukturen (Heuristiken) herausbilden (216,217). In der Studie wurde aber nicht weiter untersucht, welche Heuristiken die Teilnehmer anwenden. Die hohe Wertung ethischer Kriterien (für die Entscheidung im Fallbeispiel bzw. bei dem eigenem erinnerten Fall) deutet an, dass diese Aspekte wichtige Kriterien sind. Ein weiterer

Grund für die Verteilung der Entscheidungen können mangelnde Verfügbarkeiten von NIV-Therapiemöglichkeiten sein, die meist an eine Intensivstation oder Überwachungsstation gebunden sind, bzw. die fehlende unmittelbare Verfügbarkeit von Lungenabteilungen als primäre Aufnahmeorte für COPD-Patienten mit respiratorischen Insuffizienzen, wie dies auch im Themenqualitätsbericht COPD des Bundesministeriums für Gesundheit angedeutet wird (65). Im europäischem COPD Audit (68) wird beschrieben, dass aufgrund mangelnder Ressourcen, bzw. ihrer Verteilung, nicht alle dafür geeigneten COPD-Patienten im Akutfall eine NIV erhalten. Wobei für ältere Patienten die NIV eine gute und effektive Therapie ist und gleiche Erfolge wie bei jüngeren Patienten zeigt, außerdem ist sie sehr gut für Patienten mit DNI-Order geeignet (57,88,94).

Bereits 1997 konnte McNeely (106) für die Entscheidung für oder gegen die Beatmung von COPD-Patienten mit chronischem Alkoholismus zeigen, dass das **Alter des Arztes** einen signifikanten Einfluss auf die Therapieentscheidung hat. Ebenso auch Bülow et al. (170) in der Frage, ob man selbst bei einer terminalen Erkrankung auf die Intensivstation aufgenommen werden möchte.

Ein **Zusammenhang des Alters mit der Entscheidung gegen eine NIV** bei geriatrischen COPD-Patienten im Allgemeinen konnte nun erstmals nachgewiesen werden und stellt somit eine wichtige Erkenntnis dar, auch wenn das Signifikanzniveau gerade eben nicht erreicht wurde. Eine Erklärung für diesen Zusammenhang könnte eine mit dem Alter des Arztes möglicherweise abnehmende Therapieaggressivität sein, die hier aber nicht untersucht wurde und zu der keine Studien gefunden wurden. Auch die mit dem Alter einhergehende zunehmende Bereichserfahrung, und damit verbesserte Einschätzung der prognostischen Situation des Patienten, könnte, genauso wie ein eventuell bei älteren Ärzten abnehmendes Wissen über neuere Therapien, eine Ursache sein. Im Gegensatz dazu war das Alter des Arztes in der vorliegenden Studie allerdings kein Prädiktor für oder gegen eine Entscheidung zur Palliativtherapie.

Ärzte die anführten, bei Patienten mit absehbarem schwerem Krankheitsverlauf und/oder begrenzter Lebenserwartung eine **Patientenverfügung** oder eine **Vorsorgevollmacht** zu empfehlen, entschieden sich seltener für eine NIV. Diejenigen, die beim eigenen Fall angegeben hatten, nach einer **Sachwalterschaft** gefragt zu haben, hatten eine höhere Wahrscheinlichkeit sich für die Palliativschiene zu entscheiden. Beides kann darauf hinweisen, dass sich diese Kollegen bereits im Vorfeld Gedanken zu den bevorstehenden Therapieentscheidungen und den Umgang mit nicht mehr zielführenden bzw. hilfreichen Therapien machen, wo End-of-Life Entscheidungen gefällt werden müssen und damit die Frage nach dem Patientenwillen bzw. dem gesetzlichen Vertreter des Patienten gestellt werden.

Ärzte, denen die **Anliegen anderer** Berufsgruppen, im eigenen Fallbeispiel wichtig waren, entschieden sich häufiger gegen eine Palliativtherapie. Diese Variable korrelierte negativ mit der Bereichserfahrung, d. h. möglicherweise sind jüngere Ärzte eher gewillt in ihrer Entscheidung auf andere (Berufsgruppen) zu hören. Es könnte aber auch sein, dass sich diese Ärzte in ihren Entscheidungen unsicherer sind und daher in dubio pro vita entscheiden und damit eventuell zu einer Übertherapie tendieren oder sie schätzen die Überlebensprognose grundsätzlich als besser ein, als ihre älteren Kollegen. Zu diesem Aspekt gibt es keine Studien und könnte Thema einer weiterführenden Studie sein.

Medizinethische Kriterien wurden in allen Bereichen, außer bei den Kontextfaktoren, von allen Teilnehmern als ‚Wichtig‘ bis ‚Sehr wichtig‘ eingestuft, wobei es bei einigen Items doch signifikante Unterschiede zwischen den Ärzten der verschiedenen Arbeitsbereiche (Stationen) gab. Es zeigte sich, dass Geriater und Palliativmediziner die ‚Erfolgsaussicht einer Intervention‘ (Medizinische Indikation) deutlich häufiger mit „Sehr wichtig" und Aspekte der Lebensqualität weniger häufig mit ‚Sehr wichtig‘ einstuften, als ihre Kollegen an einer Intensivstation und einer Pneumologie/Inneren Medizin. Einen Erklärungsansatz kann hier das Thema „Futility" bzw. „Überbehandlung" sein (142,144,146). Möglicherweise besteht bei Geriatern und Palliativmedizinern eine höhere Schwelle für die Zumutung einer Therapie, die nur dann empfohlen wird, wenn eine bestimmte Erfolgsaussicht besteht. Damit wird auch eine Überbehandlung vermieden, die für den Patienten belastend ist. Andererseits bedeutet es aber, dass ihre Kollegen an den anderen Abteilungen auch noch bei geringerer Erfolgsaussicht eine Therapie beginnen um ihre Patienten zu retten, was ja das eigentliche Ziel der Intensivmedizin ist. Ein weiterer Grund für die Unterschiede zwischen den Arztgruppen kann durch die Patientengruppen (geriatrische Patienten vs. jüngere akut-erkrankte Patienten), die behandelt werden – und den damit einhergehenden Fragestellungen – bedingt sein, mit denen die Ärzte im Alltag konfrontiert sind. Zu diesen Unterschieden gibt es bisher keine Untersuchungen und diese Ergebnisse können Unterschiede in der Therapieentscheidung möglicherweise (mit) erklären und stellen daher ein wichtiges Untersuchungsergebnis dar.

Generell werden aber von allen befragten Ärzten Fragen nach dem **Patientenwillen** und der **Lebensqualität** als ‚Sehr wichtig‘ angesehen. Die Wichtigkeit des Patientenwillens für die Teilnehmer spiegelt sich u. a. auch in der aktiven Nachfrage nach einer Patientenverfügung wieder (s. u.). Die Lebensqualität scheint außerdem als Entscheidungsfaktor -nach wie vor- von Ärzten deutlich wichtiger bewertet zu werden, als von den Patienten selbst und ist damit ein ärztlicher Entscheidungsbias, der zu einem Framingbias bei End-of-Life Gesprächen mit Patienten führen dürfte (1,76,106,181–183).

In den **Fragen zum eigenen Fall** überlegten sich Geriater und Palliativmediziner häufiger aktiv als Ärzte von anderen Stationen, ob bei einem Patienten eine
Demenz vorlag. Dies lässt sich wahrscheinlich mit der Prävalenz der Demenz in
ihrem Fachbereich erklären. Mit dieser Tatsache dürfte auch zusammenhängen,
dass ein höherer Prozentsatz von ihnen angab, wichtige Entscheidungen ,Immer'
mit kognitiv eingeschränkten Patienten zu besprechen, als Ärzte von den anderen Stationen. Der Frage-Terminus ,kognitive Einschränkung' inkludiert aber ein
breites Spektrum an Erkrankungen und es ist zu erwarten, dass diese Einschränkung an einer Intensivstation eher durch die Beeinflussung der Bewusstseinslage
durch ein Delirium bzw. durch sedative Medikamente und an einer Geriatrie durch
eine höhere Demenz-Rate (mit unterschiedlichen Ausprägungen von leicht bis
schwer) bedingt ist (218,219). Insgesamt ist es im klinischen Alltag eher möglich, Entscheidungen mit Patienten mit leichter (bis mittelschwerer) Demenz zu
besprechen und ihren Willen zu erfragen, als bei Patienten mit schwerer Demenz
oder Delir, bzw. bei medikamentös sedierten Patienten (173). Ebenso wird an
einer Geriatrie/Palliativstation üblicherweise die Frage nach der Therapieintensi-
tät bzw. –eskalation in Anbetracht der begrenzten Lebenserwartung regelmäßig
gestellt, wohingegen sich diese Frage in der Intensivmedizin in erster Linie bei
der Aufnahmetriage als Frage des möglichen Überlebens bzw. im Verlauf vor
allem bei Nichterreichen des Therapiezieles stellt (14,46,218). Hier benötigt es
genauer Studien, um diese Frage schlüssig zu beantworten.

In der **Korrelationsanalyse der Bewertung der ethischen Kriterien mit den
Fragen zum eigenen Fall** fanden sich nur in 7 von 18 Items signifikante Zusammenhänge. Dies hängt vermutlich mit der schiefen Verteilung der Antworten
und den eingangs erwähnten Limitationen zusammen. Ob sich die Bewertung
der ethischen Kriterien im Gegensatz zum erinnerten eigenen Fall geändert hat
oder bei der Bewertung der ethischen Kriterien doch öfter mit ,Ja' geantwortet
wurde, als es in der Realität praktiziert wurde, lässt sich so nicht verifizieren und
es bedarf weiterer Studien mit einem validierten Untersuchungstool um diesen
Bereich genauer zu untersuchen.

Dass **End-of-Life Entscheidungen** für die Hälfte der Teilnehmer ,Häufig'
oder ,Immer', belastend sind, lässt die Vermutung zu, dass diese Entscheidungen nicht leichtfertig getroffen werden und möglicherweise Unsicherheit in der
Entscheidung besteht. Obwohl der Großteil der Teilnehmer auf eine lange Berufserfahrung zurückblicken kann, kann es mit einem Wissensdefizit in ethischen
Fragen und mit der Schwierigkeit, die (Überlebens-)Prognose richtig einzuschätzen, zusammenhängen (19,149,151,154,196,197). Dies lässt die Annahme zu,
dass hier Unterstützung benötigt wird. Ansatzpunkte zur Verbesserung finden
sich bereits in der angeführten Literatur, u. a. führen Leitlinien und Checklisten

zu einer größeren Handlungssicherheit bei Therapiezieländerungen (37,38,192).
Ebenso gehen Trainings in End-of-Life Care und Kommunikation mit einer Ver-
besserung im Umgang mit Entscheidungen am Lebensende einher (196,218).
Zusätzlich könnte eine vermehrte interdisziplinäre Zusammenarbeit der befrag-
ten Fachbereiche, z. B. durch gegenseitige Konsile, zu Verbesserungen in diesem
Bereich führen.

Die hohe aktive Nachfrage nach einer **Patientenverfügung** bzw. Vorsorgevollmacht (in den Kommentaren zur Fallvignette) zeigt, dass – im Gegensatz zur 2011
publizierten Studie von Wiedermann (33) – dieses Thema 10 Jahre nach gesetzlicher Einführung, bei den Ärzten ,angekommen' ist und auch von den Ärzten
aktiv empfohlen wird. Allerdings scheint die in der Umfrage angegebene häufige
Empfehlung zur Erstellung einer Vorsorgeverfügung nicht der klinischen Realität
zu entsprechen, wo nur ein geringer Prozentsatz der Patienten, bei denen man
sich im Vorfeld eine solche Empfehlung gewünscht hätte, eine Patientenverfügung oder Vorsorgevollmacht haben (80,158,220,221). Verlässliche Daten zum
Vorhandensein von Patientenverfügungen bei COPD-Patienten mit absehbarem
schwerem Krankheitsverlauf oder begrenzter Lebenserwartung sind in Österreich
nicht verfügbar. Es wäre ideal, wenn diese Daten bei der Patientenaufnahme im
Krankenhaus standardmäßig erhoben und dokumentiert würden.

6.5   Klinische Relevanz

Die vorliegende Studie ist klinisch relevant, weil aufgrund der Ergebnisse ein
Handlungsbedarf für den klinischen Alltag gezeigt werden konnte. Die prinzi-
pielle Therapieentscheidung bei geriatrischen COPD End-Stage Patienten hängt
davon ab, an welche Abteilung der Patient kommt, bzw. an welcher Abteilung sein behandelnder Arzt arbeitet. D. h. in Abhängigkeit des Behandlers
bekommen Patienten unterschiedliche Therapien. Gemeinsam mit der fehlenden generellen Verfügbarkeit der NIV und einem möglichen Informationsdefizit
bei Ärzten zu dieser Therapie, bestimmt damit der Aufnahmeort eventuell das
Überleben des Patienten. Außerdem sinkt mit zunehmendem Alter des Arztes
die Wahrscheinlichkeit, dass er sich für die Einleitung einer NIV entscheidet.
Insgesamt bedeutet es aber, dass Patienten in Abhängigkeit der o. g. Faktoren
möglicherweise Therapien vorenthalten oder sie übertherapiert werden.

In der Studie konnte auch gezeigt werden, dass für Ärzte die Lebensqualität
(nach wie vor) ein wichtiges Kriterium ist, wobei sich die Bewertungen der Ärztegruppen z. T. signifikant unterschieden. Da aus der Literatur bekannt ist, dass hier

ein Unterschied zur Einstellung der Patienten besteht, bewirkt dieses Ungleichgewicht eine falsche Grundannahme bei Ärzten und damit einen Framingbias für End-of-Life Gespräche.

Im Gegensatz zu früheren Studien ist das Thema Patientenverfügung und Vorsorgevollmacht nun aktiv im Denken und Handeln der entscheidenden Ärzten verankert, es besteht aber noch ein Defizit im vorausschauenden Planen der letzten Lebensphasen bei schwerkranken Patienten. Hier benötigt es noch weitere Anstrengungen, damit Patienten rechtzeitig auf dieses Thema angesprochen werden.

End-of-life Entscheidungen werden von der Hälfte der Ärzte als belastend empfunden, was bedeutet, dass in diesem Bereich Unterstützung sinnvoll wäre.

Schlussfolgerungen und Ausblick 7

In der vorliegenden Studie wurde nachgewiesen, dass es bei medizinethischen Entscheidungen am Lebensende von COPD-Patienten (in Abhängigkeit der Abteilung an welcher der behandelnde Arzt arbeitet) gravierende Unterschiede gibt, welche Therapieschiene eingeschlagen wird. D. h., für den einzelnen Patienten hängt die Art seiner Behandlung davon ab, wohin und an wen er kommt.

Im Sinne einer guten und qualitativen Medizin sollte es diese Differenzen nicht geben und es benötigt Anstrengungen in organisatorischer und in fachlicher Hinsicht, um diese Versorgungsunterschiede auszugleichen. Dazu gehören u. a. eine bessere Verfügbarkeit der NIV (für Patienten die davon profitieren würden), Informationsvermittlung über den Gebrauch der NIV (für Ärzte die sie nicht routinemäßig anwenden), Trainings in End-of-Life Care und Schulungen zur Kommunikation bei Entscheidungen am Lebensende, ebenso wie Leitlinien und Checklisten für diesen Bereich, und eine vermehrte interdisziplinäre Zusammenarbeit.

Und es benötigt Studien, die klären, welche Entscheidungsprinzipien (Heuristiken) von Ärzten im End-of-Life Bereich angewendet werden und welche weiteren Faktoren ihre Entscheidungen beeinflussen.

M. Gäbler, *Medizinethische Entscheidungen am Lebensende*, https://doi.org/10.1007/978-3-658-32959-4_7

Literaturverzeichnis

1. Jonsen AR, Siegler M, Winslade WJ. Clinical ethics: a practical approach to ethical decisions in clinical medicine. Eighth edition. New York: McGraw-Hill Education; 2015. 244 S.
2. Chambaere K, Vander Stichele R, Mortier F, Cohen J, Deliens L. Recent Trends in Euthanasia and Other End-of-Life Practices in Belgium. N Engl J Med. 19. März 2015;372(12):1179–81.
3. Schirrmacher T. Gottes Ordnungen: Staat und Recht; [Lektion 58–66]. 5. Aufl. Hamburg: Reformatorischer Verl. Beese [et al.]; 2011. 451 S. (Ethik).
4. Wallner J. Die richtigen Worte für medizinische Entscheidungen am Lebensende finden. Wien Klin Wochenschr. November 2008;120(21–22):647–54.
5. OGH Urteil GZ: 6Ob286/07p; 9Ob68/11g [Internet]. [zitiert 7. September 2016]. Verfügbar unter: https://www.ris.bka.gv.at/Dokumente/Justiz/JJR_20080707_OGH 0002_0060OB00286_07P0000_002/JJR_20080707_OGHOOO2_0060OB00286_07P0 000_002.pdf
6. BGBl. I Nr. 55/2006 – Patientenverfügungs-Gesetz [Internet]. [zitiert 10. August 2020]. Verfügbar unter: https://www.ris.bka.gv.at/GeltendeFassung.wxe?Abfrage=Bundesnor men&Gesetzesnummer=20004723
7. RIS – Allgemeines bürgerliches Gesetzbuch § 260 – Bundesrecht konsolidiert, Fassung vom 12.08.2020 [Internet]. [zitiert 12. August 2020]. Verfügbar unter: https://www. ris.bka.gv.at/NormDokument.wxe?Abfrage=Bundesnormen&Gesetzesnummer=100 01622&FassungVom=2020-08-12&Artikel=&Paragraf=260&Anlage=&Uebergang srecht=
8. RIS – Allgemeines bürgerliches Gesetzbuch § 262 – Bundesrecht konsolidiert, Fassung vom 12.08.2020 [Internet]. [zitiert 12. August 2020]. Verfügbar unter: https://www. ris.bka.gv.at/NormDokument.wxe?Abfrage=Bundesnormen&Gesetzesnummer=100 01622&FassungVom=2020-08-12&Artikel=&Paragraf=262&Anlage=&Uebergang srecht=
9. RIS – Allgemeines bürgerliches Gesetzbuch § 263 – Bundesrecht konsolidiert, Fassung vom 12.08.2020 [Internet]. [zitiert 12. August 2020]. Verfügbar unter: https://www. ris.bka.gv.at/NormDokument.wxe?Abfrage=Bundesnormen&Gesetzesnummer=100

01622&FassungVom=2020-08-12&Artikel=&Paragraf=263&Anlage=&Uebergang srecht=

10. Österreich R. Erwachsenenschutzrecht (bisher: Sachwalterschaft) [Internet]. HELP.gv.at. [zitiert 13. August 2020]. Verfügbar unter: https://www.help.gv.at/ Portal.Node/hlpd/public/content/194/Seite.1940288.html

11. § 244 ABGB Erwachsenenvertreter-Verfügung [Internet]. [zitiert 12. August 2020]. Verfügbar unter: https://www.ris.bka.gv.at/NormDokument.wxe?abfrage=Bundesnor men&Gesetzesnummer=10001622&Artikel=&Paragraf=244&Anlage=&Uebergang srecht=

12. RIS – Allgemeines bürgerliches Gesetzbuch § 264 – Bundesrecht konsolidiert, Fassung vom 12.08.2020 [Internet]. [zitiert 13. August 2020]. Verfügbar unter: https://www. ris.bka.gv.at/NormDokument.wxe?Abfrage=Bundesnormen&Gesetzesnummer=100 01622&FassungVom=2020-08-12&Artikel=&Paragraf=264&Anlage=&Uebergang srecht=

13. Valentin A, Druml W, Steltzer H. Konsensuspapier der Intensivmedizinischen Gesell-schaften Österreichs: Empfehlungen zum Thema Therapiebegrenzung und -beendigung an Intensivstationen. Wien Klin Wochenschr. 2004;116(21–22):763–767.

14. Neitzke G, Burchardi H, Duttge G, Hartog C, Erchinger R, Gretenkort P, et al. Grenzen der Sinnhaftigkeit von Intensivmedizin – Positionspapier der Sektion Ethik der DIVI [Limits of the meaningfulness of intensive care medicine: Position paper of the Ethics Section of DIVI]. Med Klin Intensivmed Notfallmedizin. 25. Juli 2016;

15. Friesenecker B, Fruhwald S, Hasibeder W, Hörmann C, Hoffmann M, Krenn C, et al. Therapiezieländerungen auf der Intensivstation – Definitionen, Entscheidungsfindung und Dokumentation. AINS – Anästhesiol Intensivmed Notfallmedizin Schmerzther. 30. April 2013;48(04):216–23.

16. Winkler E, Heußner P. Vorausschauende Behandlungsplanung und Therapiebegren-zung. DMW – Dtsch Med Wochenschr. 16. März 2016;141(06):394–8.

17. Cottereau A, Robert R, le Gouge A, Adda M, Audibert J, Barbier F, et al. ICU physicians' and nurses' perceptions of terminal extubation and terminal weaning: a self-questionnaire study. Intensive Care Med. August 2016;42(8):1248–57.

18. Smedira NG, Evans BH, Grais LS, Cohen NH, Lo B, Cooke M, et al. Withhol-ding and withdrawal of life support from the critically ill. N Engl J Med. 1. Februar 1990;322(5):309–15.

19. Wandrowski J, Schuster T, Strube W, Steger F. Medical ethical knowledge and moral attitudes among physicians in Bavaria. Dtsch Ärztebl Int. Februar 2012;109(8):141–7.

20. Carlet J, Thijs LG, Antonelli M, Cassell J, Cox P, Hill N, et al. Challenges in end-of-life care in the ICU. Intensive Care Med. 20. April 2004;30(5):770–84.

21. Farber NJ, Simpson P, Salam T, Collier VU, Weiner J, Boyer E. Physicians' decisi-ons to withhold and withdraw life-sustaining treatment. Arch Intern Med. 13. März 2006;166(5):560–4.

22. Redinbaugh EM, Sullivan AM, Block SD, Gadmer NM, Lakoma M, Mitchell AM, et al. Doctors' emotional reactions to recent death of a patient: cross sectional study of hospital doctors. BMJ. 26. Juli 2003;327(7408):185.

23. Bein T. Position beziehen bei Therapiezieländerung und Therapiebegrenzung: Prakti-zierte Actio moralis in der Intensivmedizin. Anaesthesist. Jänner 2013;62(1):5–6.

24. Müller-Busch HC. Intensivmedizin-Palliativmedizin Widerspruch oder Ergänzung? AINS-Anästhesiol Intensivmed Notfallmedizin· Schmerzther. 2001;36(12):726–734.

25. Duttge G. Quo vadis, moderne Intensivmedizin? Unzeitgemäße Betrachtungen zu ihren Risiken und Nebenwirkungen. Med Klin – Intensivmed Notfallmedizin. April 2016;111(3):235–40.

26. Valentin A, Druml W, Steltzer H, Wiedermann CJ. Recommendations on therapy limitation and therapy discontinuation in intensive care units: Consensus Paper of the Austrian Associations of Intensive Care Medicine. Intensive Care Med. April 2008;34(4):771–6.

27. St Ledger U, Begley A, Reid J, Prior L, McAuley D, Blackwood B. Moral distress in end-of-life care in the intensive care unit. J Adv Nurs. August 2013;69(8):1869–80.

28. Curtis JR, Vincent J-L. Ethics and end-of-life care for adults in the intensive care unit. Lancet. Oktober 2010;376(9749):1347–53.

29. Lanken PN, Terry PB, DeLisser HM, Fahy BF, Hansen-Flaschen J, Heffner JE, et al. An Official American Thoracic Society Clinical Policy Statement: Palliative Care for Patients with Respiratory Diseases and Critical Illnesses. Am J Respir Crit Care Med. 15. April 2008;177(8):912–27.

30. Pawlik TM, Curley SA. Ethical Issues in Surgical Palliative Care: Am I Killing the Patient by "Letting Him Go"? Surg Clin North Am. April 2005;85(2):273–86.

31. Valentin A. Therapiebegrenzung oder -abbruch: Das Prinzip des „primum nihil nocere". Wien Klin Wochenschr. Juni 2006;118(11–12):309–11.

32. Schobersberger W, Fries D, Hasibeder W, Schwamberger H, Klingler A, Antretter V, et al. Durchführung Therapielimitierender Maßnahmen an intensivmedizinischen Stationen: Therapieabbruch, Therapiereduktion und Therapieverzicht an den intensivmedizinischen Abteilungen der Universitätskliniken Innsbruck [The Refusal of Medical Treatment at Intensive Care Units: Withholding and Withdrawing Treatment; at the Intensive Care Units of the University of Innsbruck]. 1999 [zitiert 2. September 2016]; Verfügbar unter: https://repository.library.georgetown.edu/handle/10822/927988

33. Wiedermann CJ, Joannidis M, Valentin A. Awareness and use of recommendations for withholding and withdrawing therapy in Austrian intensive care units. Wien Med Wochenschr. Februar 2011;161(3–4):99–102.

34. Bioethikkommission. Empfehlungen zur Terminologie medizinischer Entscheidungen am Lebensende. [Internet]. 2011 [zitiert 9. April 2016]. Verfügbar unter: https://www.bundeskanzleramt.at/DocView.axd?CobId=46713

35. Bioethikkommission. Sterben in Würde - Empfehlungen zur Begleitung und Betreuung von Menschen am Lebensende und damit verbundene Fragestellungen - Stellungnahme der Bioethikkommission beim Bundeskanzleramt. [Internet]. 2015 [zitiert 9. April 2016]. Verfügbar unter: https://www.bundeskanzleramt.at/DocView.axd?CobId=58509

36. Jox RJ, Winkler E. Leitlinie zur Frage der Therapiezieländerung bei schwerstkranken Patienten und zum Umgang mit Patientenverfügungen [Internet]. AK Patientenverfügungen am Klinikum der Universität München; [zitiert 3. September 2016]. Verfügbar unter: https://www.klinikum.uni-muenchen.de/download/de/Fachbereiche/Palliativmedizin/Leitlinie_PV_Langfassung.pdf

37. Winkler EC, Borasio GD, Jacobs P, Weber J, Jox RJ. Münchner Leitlinie zu Entscheidungen am Lebensende. Ethik Med. 13. September 2011;24(3):221–34.

38. Jox R, Winkler E, Borasio G. Änderung des Therapieziels am Lebensende: Effekte einer Klinik-Leitlinie. DMW – Dtsch Med Wochenschr. April 2012;137(16):829–33.

39. Europarat. Leitfaden zum Prozess der Entscheidungsfindung zur medizinischen Behandlung am Lebensende [Internet]. [zitiert 9. April 2016]. Verfügbar unter: https://rm.coe.int/CoERMPublicCommonSearchServices/DisplayDCTMContent?documentId=090000168039e8c4

40. Bossaert LL, Perkins GD, Askitopoulou H, Raffay VI, Greif R, Haywood KL, et al. European Resuscitation Council Guidelines for Resuscitation 2015. Resuscitation. Oktober 2015;95:302–11.

41. Bossaert LL, Perkins GD, Askitopoulou H, Raffay VI, Greif R, Haywood KL, et al. Ethik der Reanimation und Entscheidungen am Lebensende. Notf Rettungsmedizin. 14. Oktober 2015;18(8):1035–47.

42. Beauchamp TL, Childress JF. Principles of Biomedical Ethics. 7th ed. New York: Oxford University Press; 2013. 459 S.

43. Van de Voorde P, Bossaert L, Mentzelopoulos S, Blom MT, Couper K, Djakow J, et al. Ethik der Reanimation und Entscheidungen am Lebensende: COVID-19-Leitlinien des European Resuscitation Council. Notf Rettungsmedizin. Juni 2020;23(4):263–7.

44. Swiss A, Stocker R, Berner M, Binet I, Bürgi U, Fischer J, et al. Medical ethical guidelines: Intensive-care interventions. Swiss Med Wkly [Internet]. 23. April 2015 [zitiert 4. September 2016]; Verfügbar unter: https://doi.emh.ch/smw.2015.14109

45. Cook D, Rocker G. Dying with Dignity in the Intensive Care Unit. N Engl J Med. 26. Juni 2014;370(26):2506–14.

46. Nates JL, Nunnally M, Kleinpell R, Blosser S, Goldner J, Birriel B, et al. ICU Admission, Discharge, and Triage Guidelines: A Framework to Enhance Clinical Operations, Development of Institutional Policies, and Further Research. Crit Care Med. August 2016;44(8):1553–602.

47. Downar J, Delaney JW, Hawryluck L, Kenny L. Guidelines for the withdrawal of life-sustaining measures. Intensive Care Med. Juni 2016;42(6):1003–17.

48. Frühwald T. Ethische Aspekte. In: Pantel J, Schröder J, Bollheimer C, Sieber C, Kruse A (Herausgeber). Praxishandbuch Altersmedizin: Geriatrie – Gerontopsychiatrie – Gerontologie. 1. Auflage. Stuttgart: Verlag W. Kohlhammer; 2014. S. 739–50.

49. Bollheimer C, Lüttje D. Geriatrie. In: Pantel J, Schröder J, Bollheimer C, Sieber C, Kruse A (Herausgeber). Praxishandbuch Altersmedizin: Geriatrie – Gerontopsychiatrie – Gerontologie. 1. Auflage. Stuttgart: Verlag W. Kohlhammer; 2014. S. 50–4.

50. Knaus WA, Wagner DP, Draper EA, Zimmerman JE, Bergner M, Bastos PG, et al. The APACHE III prognostic system. Risk prediction of hospital mortality for critically ill hospitalized adults. Chest. 1. Dezember 1991;100(6):1619–36.

51. Valentin A. Der alte Patient in der Intensivmedizin – Was macht wann noch Sinn? Journal für Kardiologie - Austrian J Cardiol. 2013;20(9):292–296.

52. Knaus WA, Wagner DP, Zimmerman JE, Draper EA. Variations in mortality and length of stay in intensive care units. Ann Intern Med. 15. Mai 1993;118(10):753–61.

53. Brunner-Ziegler S, Heinze G, Ryffel M, Kompatscher M, Slany J, Valentin A. „Oldest old" patients in intensive care: prognosis and therapeutic activity. Wien Klin Wochenschr. Februar 2007;119(1–2):14–9.

54. Sprung CL, Artigas A, Kesecioglu J, Pezzi A, Wiis J, Pirracchio R, et al. The Eldicus prospective, observational study of triage decision making in European intensive care units. Part II: intensive care benefit for the elderly. Crit Care Med. Jänner 2012;40(1):132–8.

55. Scarpazza P, Incorvaia C, di Franco G, Raschi S, Usai P, Bernareggi M, et al. Effect of noninvasive mechanical ventilation in elderly patients with hypercapnic acute-on-chronic respiratory failure and a do-not-intubate order. Int J Chron Obstruct Pulmon Dis. 2008;3(4):797–801.

56. Schortgen F, Follin A, Piccari L, Roche-Campo F, Carteaux G, Taillandier-Heriche E, et al. Results of noninvasive ventilation in very old patients. Ann Intensive Care. 2012;2(1):5.

57. Piroddi IMG, Barlascini C, Esquinas A, Braido F, Banfi P, Nicolini A. Non-invasive mechanical ventilation in elderly patients: A narrative review: Non-invasive ventilation in old patients. Geriatr Gerontol Int [Internet]. 2016 [zitiert 14. Oktober 2016]; Verfügbar unter: https://doi.wiley.com/10.1111/ggi.12810

58. Hamel MB, Teno JM, Goldman L, Lynn J, Davis RB, Galanos AN, et al. Patient Age and Decisions To Withhold Life-Sustaining Treatments from Seriously Ill, Hospitalized Adults. Ann Intern Med. 19. Jänner 1999;130(2):116–25.

59. Skirbekk H, Nortvedt P. Inadequate Treatment for Elderly Patients: Professional Norms and Tight Budgets Could Cause "Ageism" in Hospitals. Health Care Anal. Juni 2014;22(2):192–201.

60. Heyland DK, Barwich D, Pichora D, Dodek P, Lamontagne F, You JJ, et al. Failure to engage hospitalized elderly patients and their families in advance care planning. JAMA Intern Med. 13. Mai 2013;173(9):778–87.

61. Britto RR, Vieira DSR, Botoni FA, Botoni ALAS, Velloso M. The Presentation of Respiratory Failure in Elderly Individuals. Curr Geriatr Rep. Juni 2015;4(2):166–73.

62. Vogelmeier C, Buhl R, Burghuber O, Criée C-P, Ewig S, Godnic-Cvar J, et al. Leitlinie zur Diagnostik und Therapie von Patienten mit chronisch obstruktiver Bronchitis und Lungenemphysem (COPD): herausgegeben von der Deutschen Gesellschaft für Pneumologie und Beatmungsmedizin e. V. und der Deutschen Atemwegsliga e. V., unter Beteiligung der Österreichischen Gesellschaft für Pneumologie. Pneumologie. April 2018;72(04):253–308.

63. Viegi G, Pistelli F, Sherrill DL, Maio S, Baldacci S, Carrozzi L. Definition, epidemiology and natural history of COPD. Eur Respir J. 1. November 2007;30(5):993–1013.

64. Gothe H, Durdu N, Gothe RM. Prävalenz der Chronisch Obstruktiven Lungenerkrankung (COPD) in Österreichischer Abschlussbericht für den Hauptverband der österreichischen Sozialversicherungsträger [Internet]. Hauptverband der österreichischen Sozialversicherungsträger; 2012 [zitiert 1. Juni 2016]. Verfügbar unter: https://www.hauptverband.at/cdscontent/load?contentid=10008.566564&version=1391184728

65. Nowak P, Geißler W, Holzer U. Themenqualitätsbericht COPD [Internet]. [zitiert 9. Februar 2016]. (Berichtsreihe Fokus Qualität; Bd. 1). Verfügbar unter: https://www.bmgf.gv.at/home/Gesundheit/Gesundheitssystem_Qualitaetssiche rung/Qualitaetsberichterstattung/Themenqualitaetsbericht_COPD_2013_

66. Firlei N, Lamprecht B, Schirnhofer L, Kaiser B, Studnicka M. Die Prävalenz der COPD in Österreich – die erwartete Entwicklung bis 2020. Wien Klin Wochenschr. September 2007;119(17–18):513–8.

67. Funk G-C, Bauer P, Burghuber OC, Fazekas A, Hartl S, Hochrieser H, et al. Prevalence and prognosis of COPD in critically ill patients between 1998 and 2008. Eur Respir J. April 2013;41(4):792–9.

68. Lopez-Campos JL, Hartl S, Pozo-Rodriguez F, Roberts CM, on behalf of the European COPD Audit team. Variability of hospital resources for acute care of COPD patients: the European COPD Audit. Eur Respir J. 1. März 2014;43(3):754–62.

69. GOLD 2020 Global Strategy for the Diagnosis, Management, and Prevention of Chronic Obstructive Pulmonary Disease [Internet]. Global Initiative for Chronic Obstructive Lung Disease – GOLD. [zitiert 5. August 2020]. Verfügbar unter: https://goldcopd.org/gold-reports/

70. Block L-H, Burghuber OC, Hartl S, Zwick H. Österreichische Gesellschaft für Lungenerkrankungen und Tuberkulose: Konsensus zum Management der chronisch obstruktiven Lungenerkrankungen (COPD). Wien Klin Wochenschr. 2004;116(7):268–278.

71. Zhou H-X, Ou X-M, Tang Y-J, Wang L, Feng Y-L. Advanced Chronic Obstructive Pulmonary Disease: Innovative and Integrated Management Approaches. Chin Med J (Engl). 2015;128(21):2952.

72. Gonorazky SE. The Unresolved Issue of the "Terminal Disease" Concept [Internet]. INTECH Open Access Publisher; 2011 [zitiert 5. September 2016]. Verfügbar unter: https://cdn.intechopen.com/pdfs/24999/InTech-The_unresolved_issue_of_the_terminal_disease_concept.pdf

73. Steinhauser KE, Arnold RM, Olsen MK, Lindquist J, Hays J, Wood LL, et al. Comparing Three Life-Limiting Diseases: Does Diagnosis Matter or Is Sick, Sick? J Pain Symptom Manage. September 2011;42(3):331–41.

74. Gärtner J, Simon St, Voltz R. Palliativmedizin und fortgeschrittene, nicht heilbare Erkrankungen. Internist. Jänner 2011;52(1):20–7.

75. Christensen VL, Holm AM, Cooper B, Paul SM, Miaskowski C, Rustøen T. Differences in Symptom Burden Among Patients With Moderate, Severe, or Very Severe Chronic Obstructive Pulmonary Disease. J Pain Symptom Manage. Mai 2016;51(5):849–59.

76. Carlucci A, Guerrieri A, Nava S. Palliative care in COPD patients: is it only an end-of-life issue? Eur Respir Rev. 1. Dezember 2012;21(126):347–54.

77. Hörfarter B. Symptomkontrolle und ethische Aspekte im terminalen Verlauf einer COPD. Wien Med Wochenschr. Mai 2006;156(9–10):275–82.

78. Curtis JR, Engelberg RA, Nielsen EL, Au DH, Patrick DL. Patient-physician communication about end-of-life care for patients with severe COPD. Eur Respir J. August 2004;24(2):200–5.

79. Janssen DJA, Curtis JR, Au DH, Spruit MA, Downey L, Schols JMGA, et al. Patient-clinician communication about end-of-life care for Dutch and US patients with COPD. Eur Respir J. 1. August 2011;38(2):268–76.

80. Janssen DJA, Engelberg RA, Wouters EFM, Curtis JR. Advance care planning for patients with COPD: Past, present and future. Patient Educ Couns. Jänner 2012;86(1):19–24.

81. Westhoff M, Schönhofer B, Neumann P, Bickenbach J, Barchfeld T, Becker H, et al. Nicht-invasive Beatmung als Therapie der akuten respiratorischen Insuffizienz. Pneumologie. 9. Dezember 2015;69(12):719–56.

82. Simonds AK. ERS Practical Handbook of Noninvasive Ventilation. Sheffield: European Respiratory Society; 2015.

83. Pisani L, Nava S. Noninvasive Ventilation in Acute Hypercapnic Respiratory Failure. Semin Respir Crit Care Med. 11. August 2014;35(04):501–6.
84. Palange P, Simonds AK. ERS Handbook of Respiratory Medicine. European Respiratory Society; 2013.
85. Nickol AH, Hart N, Hopkinson NS, Hamnegard C, Moxham J, Simonds A, et al. Mechanisms of improvement of respiratory failure in patients with COPD treated with NIV. Int J Chron Obstruct Pulmon Dis. 2008;3(3):453–62.
86. Horvath C, Schillig B, Diethelm M, Kleger G-R, Brutsche MH, Finger R, et al. Immediate non-invasive ventilatory (NIV) support in patients with severe respiratory failure on the emergency ward (ED). Eur Respir J. 2013;42(Suppl 57):P4763.
87. Suau SJ, DeBlieux PMC. Management of Acute Exacerbation of Asthma and Chronic Obstructive Pulmonary Disease in the Emergency Department. Emerg Med Clin North Am. Februar 2016;34(1):15–37.
88. Ouanes I, Ouanes-Besbes L, Ben Abdallah S, Dachraoui F, Abroug F. Trends in use and impact on outcome of empiric antibiotic therapy and non-invasive ventilation in COPD patients with acute exacerbation. Ann Intensive Care [Internet]. Dezember 2015 [zitiert 27. Oktober 2016];5(1). Verfügbar unter: https://www.annalsofintensivecare.com/content/5/1/30
89. Taylor DR. COPD, end of life and Ceiling of Treatment. Thorax. Mai 2014;69(5):497–9.
90. Creagh-Brown B, Shee C. Noninvasive ventilation as ceiling of therapy in end-stage chronic obstructive pulmonary disease. Chron Respir Dis. 2008;5(3):143–8.
91. Nava S, Sturani C, Hartl S, Magni G, Ciontu M, Corrado A, et al. End-of-life decision-making in respiratory intermediate care units: a European survey. Eur Respir J. 14. März 2007;30(1):156–64.
92. Crimi C, Noto A, Princi P, Cuvelier A, Masa JF, Simonds A, et al. Domiciliary Non-invasive Ventilation in COPD: An International Survey of Indications and Practices. COPD. August 2016;13(4):483–90.
93. Kreppein U, Litterst P, Westhoff M. Hyperkapnisches Atemversagen: Pathophysiologie, Beatmungsindikationen und -durchführung. Med Klin – Intensivmed Notfallmedizin. April 2016;111(3):196–201.
94. Lopez-Campos JL, Jara-Palomares L, Muñoz X, Bustamante V, Barreiro E. Lights and shadows of non-invasive mechanical ventilation for chronic obstructive pulmonary disease (COPD) exacerbations. Ann Thorac Med. Juni 2015;10(2):87–93.
95. Ambrosino N, Simonds A. The clinical management in extremely severe COPD. Respir Med. August 2007;101(8):1613–24.
96. Barchfeld T. Palliativmedizin bei nichtmalignen chronisch pulmonalen Erkrankungen. Pneumol. 2016;13(2):96–103.
97. Diaz-Lobato S, Smyth D, Curtis JR. Improving palliative care for patients with COPD. Eur Respir J. September 2015;46(3):596–8.
98. Vermylen J, Szmuiowicz E, Kalhan R. Palliative care in COPD: an unmet area for quality improvement. Int J Chron Obstruct Pulmon Dis. August 2015;1543.
99. Lichtman SM. Guidelines for the treatment of elderly cancer patients. Cancer Control J Moffitt Cancer Cent. Dezember 2003;10(6):445–53.
100. Neerkin J, Riley J. Ethical aspects of palliative care in lung cancer and end stage lung disease. Chron Respir Dis. 2006;3(2):93–101.

101. Meffert C, Hatami I, Xander C, Becker G. Palliative care needs in COPD patients with or without cancer: an epidemiological study. Eur Respir J. September 2015;46(3):663–70.
102. Miranda DG, Sanz Peces EM, Alonso Babarro A, Prados Sánchez MC, Varela Cerdeira M. HOLD study (Home care Obstructive Lung Disease): natural history of patients with advanced COPD. BMC Palliat Care [Internet]. Dezember 2016 [zitiert 30. August 2016];15(1). Verfügbar unter: https://www.biomedcentral.com/1472-684X/15/35
103. Rocker GM, Simpson AC, Horton R. Palliative Care in Advanced Lung Disease. Chest. September 2015;148(3):801–9.
104. Bilaçeroğlu S. Role of Palliative Care in Improving the Quality of Life in Elderly with Advanced Lung Disease. Curr Geriatr Rep. Juni 2016;5(2):103–9.
105. Basol N. The Integration of Palliative Care into the Emergency Department. Turk J Emerg Med. Juni 2015;15(2):100–7.
106. McNeely PD, Hébert PC, Dales RE, O'Connor AM, Wells G, McKim D, et al. Deciding about mechanical ventilation in end-stage chronic obstructive pulmonary disease: how respirologists perceive their role. CMAJ Can Med Assoc J. 15. Jänner 1997;156(2):177–83.
107. Schöne-Seifert B. Grundlagen der Medizinethik. Stuttgart: Kröner; 2007. 227 S. (Kröner-Taschenbuch).
108. Saunders P. Making ethical decisions in medicine. In: Christian choices in healthcare. Leicester: CMF/IVP; 1995.
109. Maio G, Vossenkuhl W. Mittelpunkt Mensch: Ethik in der Medizin; ein Lehrbuch; mit 39 kommentierten Patientengeschichten. 1., korrigierter Nachdr. der 1. Aufl. Stuttgart: Schattauer; 2012. 424 S.
110. Ordo Hospitalarius Sancti Joannis de Deo, Österreichische Provinz. Ethik-Codex: Orientierung an Hospitalität und Professionalität. Wien: Facultas.wuv; 2010.
111. Simonds A. Ethics and decision making in end stage lung disease. Thorax. März 2003;58(3):272–7.
112. Hulkower R. The history of the Hippocratic Oath: outdated, inauthentic, and yet still relevant. Einstein J Biol Med. 2016;25(1):41–44.
113. Pow S, Stahnisch FW. Ludwig Edelstein (1902–1965): a German historian of medicine in North American exile and the emergence of the modern Hippocratic Oath. J Med Biogr. 2016;24(4):527–37.
114. Wyatt J. Matters of life and death: today's healthcare dilemmas in the light of Christian faith. Leicester: Inter-Varsity Press; 1998.
115. Beal-Preston R. The Christian Contribution to Medicine. Triple Helix. 2000;Millenium Edition Spring 2000:9–14.
116. Browne SG, Davey F, Thomson WAR. Heralds of health: the saga of Christian medical initiatives. London: Published for the Medical Committee of the Conference for World Mission by Christian Medical Fellowship; 1985.
117. Roos L. Fortschritt und Humanität–zwischen Pessimismus und Optimismus. Jahrb Für Christliche Sozialwissenschaften. 1984;25:67–87.
118. Körtner UHJ. Leben in Menschenhand?! Die bioethische Herausforderung [Internet]. 2006 [zitiert 6. September 2016]. Verfügbar unter: https://www.bka.gv.at/DocView.axd?CobId=16103
119. Alexander L. Medical science under dictatorship. N Engl J Med. 14. Juli 1949;241(2):39–47.

120. Frewer A. Human rights from the Nuremberg Doctors Trial to the Geneva Declaration. Persons and institutions in medical ethics and history. Med Health Care Philos. 1. Mai 2010;13(3):259–68.

121. Reis S. Reflections on the Nuremberg declaration of the German medical assembly. Isr Med Assoc J IMAJ. 2012;14(9):532–534.

122. Groß D. Ethische Grenzen humanmedizinischer Forschung. Schumpelick V Vogel B Hgg Innov Med Gesundheitswesen Freibg Herder Verl. 2010;415–439.

123. Rice TW. The Historical, Ethical, and Legal Background of Human-Subjects Research. Respir Care. 10. Jänner 2008;53(10):1325–9.

124. WMA Declaration of Geneva [Internet]. 2006 [zitiert 6. September 2016]. Verfügbar unter: https://www.wma.net/en/30publications/10policies/g1/index.html

125. Übereinkommen zum Schutz der Menschenrechte und der Menschenwürde im Hinblick auf die Anwendung von Biologie und Medizin: Übereinkommen über Menschenrechte und Biomedizin (Oviedo-Konvention) [Internet]. [zitiert 15. September 2016]. Verfügbar unter: https://rm.coe.int/CoERMPublicCommonSearchServices/DisplayDC TMContent?documentId=090000168007d002

126. ENTSCHLIESSUNGSANTRAG der Abgeordneten Kurt Grünewald, Alev Korun, Freundinnen und Freunde betreffend Unterzeichnung und Ratifizierung der Biomedizinkonvention [Internet]. [zitiert 15. September 2015]. Verfügbar unter: https://www. parlament.gv.at/PAKT/VHG/XXIV/A/A_01918/fname_250495.pdf

127. Beecher HK. Ethics and clinical research. N Engl J Med. 1966;274(24):1354.

128. Jones DS, Grady C, Lederer SE. "Ethics and Clinical Research" — The 50th Anniversary of Beecher's Bombshell. N Engl J Med. 16. Juni 2016;374(24):2393–8.

129. Resea NC for the P of HS of BB, Ryan KJP. The Belmont Report: Ethical Principles and Guidelines for the Protection of Human Subjects of Research-the National Commission for the Protection of Human Subjects of Biomedical and Behavioral Research [Internet]. US Government Printing Office; 1978 [zitiert 9. Juni 2016]. Verfügbar unter: https:// www.hhs.gov/ohrp/regulations-and-policy/belmont-report/

130. Fischer BA. A Summary of Important Documents in the Field of Research Ethics. Schizophr Bull. 15. September 2005;32(1):69–80.

131. Branch WT. Is Rorty's neopragmatism the „real" foundation of medical ethics: a search for foundational principles. Trans Am Clin Climatol Assoc. 2006;117:257–71; discussion 271.

132. Braun UK, Beyth RJ, Ford ME, Espadas D, McCullough LB. Decision-making styles of seriously ill male Veterans for end-of-life care: Autonomists, Altruists, Authorizers, Absolute Trusters, and Avoiders. Patient Educ Couns. März 2014;94(3):334–41.

133. Heppner H, Singler K, Gosch M, Doviak P. Notfallversorgung geriatrischer Patienten: Wann ist genug genug? DMW – Dtsch Med Wochenschr. 19. November 2015;140(23):1780–2.

134. Tong R. Teaching bioethics in the new millennium: holding theories accountable to actual practices and real people. J Med Philos. August 2002;27(4):417–32.

135. Hick C, Gommel M, Herausgeber. Klinische Ethik: [mit Fällen]. Heidelberg: Springer; 2007. 351 S. (Springer-Lehrbuch).

136. Schmidt-Felzmann H. Pragmatic Principles? Methodological Pragmatism in the Principle-Based Approach to Bioethics. J Med Philos. 1. Oktober 2003;28(5–6):581–96.

137. Sokol DK. The „four quadrants" approach to clinical ethics case analysis; an application and review. J Med Ethics. 1. Juli 2008;34(7):513–6.
138. Sokol DK. Doing clinical ethics: A hands-on guide for clinicians and others [Internet]. Dordrecht: Springer Netherlands; 2012 [zitiert 25. April 2016]. (SpringerBriefs in Ethics; Bd. 1). Verfügbar unter: https://link.springer.com/10.1007/978-94-007-2783-0
139. Sox HC, Higgins MC, Owens DK. Medical Decision Making. 2nd ed. Chichester, West Sussex, UK: John Wiley & Sons; 2013.
140. Downar J, You JJ, Bagshaw SM, Golan E, Lamontagne F, Burns K, et al. Nonbeneficial Treatment Canada: Definitions, Causes, and Potential Solutions From the Perspective of Healthcare Practitioners*. Crit Care Med. Februar 2015;43(2):270–81.
141. Cardona-Morrell M, Kim J, Turner R, Anstey M, Mitchell I, Hillman K. Non-beneficial treatments in hospital at the end of life: a systematic review on extent of the problem. Int J Qual Health Care [Internet]. 27. Juni 2016 [zitiert 16. August 2016]; Verfügbar unter: https://intqhc.oxfordjournals.org/lookup/doi/10.1093/intqhc/mzw060
142. Mamede S, Schmidt HG. The twin traps of overtreatment and therapeutic nihilism in clinical practice. Med Educ. Jänner 2014;48(1):34–43.
143. Leo Online Wörterbuch. In LEO GmbH, Germany, originally established by the Rechnerbetriebsgruppe der Fakultät für Informatik of Technische Universität München; [zitiert 11. September 2016]. Verfügbar unter: https://dict.leo.org/ende/index_de.html#/search=futility&searchLoc=0&resultOrder=basic&multiwordShowSingle=on&pos=0
144. Jox RJ, Schaider A, Marckmann G, Borasio GD. Medical futility at the end of life: the perspectives of intensive care and palliative care clinicians. J Med Ethics. September 2012;38(9):540–5.
145. Wegscheider K. Gibt es eine Evidenz für medizinische Aussichtslosigkeit? Notf Rettungsmedizin. 28. Oktober 2012;15(8):667–70.
146. Gabbay E, Calvo-Broce J, Meyer KB, Trikalinos TA, Cohen J, Kent DM. The empirical basis for determinations of medical futility. J Gen Intern Med. Oktober 2010;25(10):1083–9.
147. Schneiderman LJ, Jecker NS, Jonsen AR. Medical futility: its meaning and ethical implications. Ann Intern Med. 15. Juni 1990;112(12):949–54.
148. Leland BD, Torke AM, Wocial LD, Helft PR. Futility Disputes: A Review of the Literature and Proposed Model for Dispute Navigation Through Trust Building. J Intensive Care Med. 27. 2017;32(9):523–7.
149. You JJ, Fowler RA, Heyland DK, on behalf of the Canadian Researchers at the End of Life Network (CARENET). Just ask: discussing goals of care with patients in hospital with serious illness. Can Med Assoc J. 1. April 2014;186(6):425–32.
150. Cardona-Morrell M, Hillman K. Development of a tool for defining and identifying the dying patient in hospital: Criteria for Screening and Triaging to Appropriate aLternative care (CriSTAL). BMJ Support Palliat Care. März 2015;5(1):78–90.
151. Steel A, Goldring J. End-of-life care in patients with chronic obstructive pulmonary disease. Br J Hosp Med Lond Engl 2005. Jänner 2015;76(1):C10–13.
152. Singanayagam A, Schembri S, Chalmers JD. Predictors of mortality in hospitalized adults with acute exacerbation of chronic obstructive pulmonary disease. Ann Am Thorac Soc. April 2013;10(2):81–9.

153. Messer B, Griffiths J, Baudouin SV. The prognostic variables predictive of mortality in patients with an exacerbation of COPD admitted to the ICU: an integrative review. QJM Mon J Assoc Physicians. Februar 2012;105(2):115–26.

154. Quintana JM, Esteban C, Unzurrunzaga A, Garcia-Gutierrez S, Gonzalez N, Lafuente I, et al. Prognostic severity scores for patients with COPD exacerbations attending emergency departments. Int J Tuberc Lung Dis Off J Int Union Tuberc Lung Dis. Dezember 2014;18(12):1415–20.

155. Lakin JR, Robinson MG, Bernacki RE, Powers BW, Block SD, Cunningham R, et al. Estimating 1-Year Mortality for High-Risk Primary Care Patients Using the "Surprise" Question. JAMA Intern Med [Internet]. 3. Oktober 2016 [zitiert 22. Oktober 2016]; Verfügbar unter: https://archinte.jamanetwork.com/article.aspx?doi=10.1001/jamainternmed.2016.5928

156. Winkler EC, Marckmann G. Therapieverzicht gegen den Patientenwillen. ÄBW. 2012;67:140–144.

157. Lee M. Ethical Analysis of Taiwanese Psychiatric Patient's Autonomy: By Jonsen's Decision Making Model and Confucianism. J Clin Res Bioeth. 2012;03(03).

158. Bangert K, Borch J, Ferahli S, Braune SA, de Heer G, Kluge S. Nicht indizierte Aufnahmen auf der Intensivstation: 12-Monats-Observationsstudie an einem Universitätsklinikum. Med Klin – Intensivmed Notfallmedizin. Mai 2016;111(4):310–6.

159. Green E, Shaw SE, Harris T. 'They shouldn't be coming to the ED, should they?' A qualitative study of why patients with palliative care needs present to the emergency department. BMJ Support Palliat Care. 12. Mai 2016; 2019;9(4):e29.

160. Schaden E, Herczeg P, Hacker S, Schopper A, Krenn CG. The role of advance directives in end-of-life decisions in Austria: survey of intensive care physicians. BMC Med Ethics. 2010;11:19.

161. Detering KM, Hancock AD, Reade MC, Silvester W. The impact of advance care planning on end of life care in elderly patients: randomised controlled trial. BMJ. 23. März 2010;340(mar23 1):c1345–c1345.

162. Hofmann JC, Wenger NS, Davis RB, Teno J, Connors AF, Desbiens N, et al. [Abstract] Patient preferences for communication with physicians about end-of-life decisions. SUPPORT Investigators. Study to Understand Prognoses and Preference for Outcomes and Risks of Treatment. Ann Intern Med. 1. Juli 1997;127(1):1–12.

163. Tonelli MR. [Abstract] Waking the dying: must we always attempt to involve critically ill patients in end-of-life decisions? Chest. Februar 2005;127(2):637–42.

164. Rinnenburger DE, Alma MG, Bigioni D, Brunetti G, Liberati C, Magliacani V, et al. End-of-life decision making in respiratory failure. The therapeutic choices in chronic respiratory failure in a 7-item questionnaire. Ann DellIstituto Super Sanità. September 2012;48(3):328–33.

165. Momen N, Hadfield P, Kuhn I, Smith E, Barclay S. Discussing an uncertain future: end-of-life care conversations in chronic obstructive pulmonary disease. A systematic literature review and narrative synthesis. Thorax. 9. Jänner 2012;67(9):777–80.

166. Leung JM, Udris EM, Uman J, Au DH. The Effect of End-of-Life Discussions on Perceived Quality of Care and Health Status Among Patients With COPD. Chest. Juli 2012;142(1):128–33.

167. Simonds AK. Living and dying with respiratory failure: facilitating decision making. Chron Respir Dis. 1. Jänner 2004;1(1):56–9.

168. Downar J, Luk T, Sibbald RW, Santini T, Mikhael J, Berman H, et al. Why Do Patients Agree to a "Do Not Resuscitate" or "Full Code" Order? Perspectives of Medical Inpatients. J Gen Intern Med. Juni 2011;26(6):582–7.
169. Geiseler J, Schönhofer B. Ethik und Palliativmedizin in Intensiv- und Beatmungsmedizin. Pneumol. März 2016;13(2):104–12.
170. Bülow H-H, Sprung CL, Baras M, Carmel S, Svantesson M, Benbenishty J, et al. Are religion and religiosity important to end-of-life decisions and patient autonomy in the ICU? The Ethicatt study. Intensive Care Med. Juli 2012;38(7):1126–33.
171. Doukas DJ, Hardwig J. Patient Informed Choice for Altruism. Camb Q Healthc Ethics. Oktober 2014;23(04):397–402.
172. Wurmb T, Brederlau J. Patientenwille und Akutmedizin. Med Klin – Intensivmed Notfallmedizin. März 2016;111(2):113–7.
173. Bekkema N, de Veer AJE, Wagemans AMA, Hertogh CMPM, Francke AL. Decision making about medical interventions in the end-of-life care of people with intellectual disabilities: A national survey of the considerations and beliefs of GPs, ID physicians and care staff. Patient Educ Couns. August 2014;96(2):204–9.
174. Hess EP, Grudzen CR, Thomson R, Raja AS, Carpenter CR. Shared Decision-making in the Emergency Department: Respecting Patient Autonomy When Seconds Count. Gaddis G, Herausgeber. Acad Emerg Med. Juli 2015;22(7):856–64.
175. Bernat JL. Ethical issues in the management of patients with impaired consciousness. In: Wijdicks Y and, Herausgeber. Handbook of Clinical Neurology [Internet]. Elsevier; 2008 [zitiert 30. Mai 2016]. S. 369–82. (Disorders of Consciousness; Bd. 90). Verfügbar unter: https://www.sciencedirect.com/science/article/pii/S0072975207017216
176. Peintinger M. Ethische Grundfragen in der Medizin. facultas. wuv/maudrich; 2008.
177. Gerbershagen K, Trojan M, Kuhn J, Limmroth V, Bewermeyer H. Bedeutung der gesundheitsbezogenen Lebensqualität und Religiosität für die Akzeptanz von chronischen Schmerzen. Schmerz. Oktober 2008;22(5):586–93.
178. Corlateanu A, Botnaru V, Covantev S, Dumitru S, Siafakas N. Predicting Health-Related Quality of Life in Patients with Chronic Obstructive Pulmonary Disease: The Impact of Age. Respiration. 2016;92(4):229–34.
179. Mühlbacher AC, Juhnke C. Patient Preferences Versus Physicians' Judgement: Does it Make a Difference in Healthcare Decision Making? Appl Health Econ Health Policy. Juni 2013;11(3):163–80.
180. Periyakoil VS, Neri E, Fong A, Kraemer H. Do unto others: doctors' personal end-of-life resuscitation preferences and their attitudes toward advance directives. PloS One. 2014;9(5):e98246.
181. Pearlman RA, Jonsen A. The use of quality-of-life considerations in medical decision making. J Am Geriatr Soc. Mai 1985;33(5):344–52.
182. Gerhart KA, Koziol-McLain J, Lowenstein SR, Whiteneck GG. Quality of life following spinal cord injury: knowledge and attitudes of emergency care providers. Ann Emerg Med. April 1994;23(4):807–12.
183. Sprung CL, Carmel S, Sjokvist P, Baras M, Cohen SL, Maia P, et al. Attitudes of European physicians, nurses, patients, and families regarding end-of-life decisions: the ETHICATT study. Intensive Care Med. Jänner 2007;33(1):104–10.

184. Voogt E, Heide A van der, Rietjens JAC, Leeuwen AF van, Visser AP, Rijt CCD van der, et al. Attitudes of Patients With Incurable Cancer Toward Medical Treatment in the Last Phase of Life. J Clin Oncol. 20. März 2005;23(9):2012–9.

185. Williams JR. Medical ethics manual. Ferney-Voltaire; 2005. 134 S.

186. Bioethikkommission. Zum Umgang mit knappen Ressourcen in der Gesundheitsversorgung im Kontext der Covid-19-Pandemie - Stellungnahme der Bioethikkommission [Internet]. 2020 [zitiert 13. August 2020]. Verfügbar unter: https://www.bundeskanzle ramt.gv.at/themen/bioethikkommission/publikationen-bioethik.html

187. ÖGARI: Allokation intensivmedizinischer Ressourcen aus Anlass der Covid-19-Pandemie. Klinisch-ethische Empfehlungen für Beginn, Durchführung und Beendigung von Intensivtherapie bei Covid-19-PatientInnen Statement der Arbeitsgruppe Ethik der Österreichischen Gesellschaft für Anästhesiologie, Reanimation und Intensivmedizin (ARGE Ethik ÖGARI) vom 17.03.2020 [Internet]. [zitiert 14. August 2020]. Verfügbar unter: https://www.oegari.at/wcb_files/cms_daten/covid-19_ressourcenallokation_ gari-statement_v1.7_final_2020-03-17.pdf

188. Marckmann G, Neitzke G, Schildmann J, Michalsen A, Dutzmann J, Hartog C, et al. Entscheidungen über die Zuteilung intensivmedizinischer Ressourcen im Kontext der COVID-19-Pandemie: Klinisch-ethische Empfehlungen der DIVI, der DGINA, der DGAI, der DGIIN, der DGNI, der DGP, der DGP und der AEM. Med Klin – Intensivmed Notfallmedizin [Internet]. 29. Juli 2020 [zitiert 14. August 2020]; Verfügbar unter: https://link.springer.com/10.1007/s00063-020-00708-w

189. Scheidegger D, Fumeaux T, Hurst S, Salathé M. Covid-19-Pandemie: Triage von intensivmedizinischen Behandlungen bei Ressourcenknappheit [Internet]. [zitiert 15. August 2020]. Verfügbar unter: https://www.samw.ch

190. Kojer M, Schmidl M. Demenz und Palliative Geriatrie in der Praxis: heilsame Betreuung unheilbar demenzkranker Menschen. 2. Aufl. Wien: Springer; 2016. 372 S.

191. Jerpseth H, Dahl V, Nortvedt P, Halvorsen K. Nurses' role and care practices in decision-making regarding artificial ventilation in late stage pulmonary disease. Nurs Ethics. 27. Jänner 2016;

192. Padberg J, Esser A, Lomberg L, Trzeczak S. Ethische Probleme im Umgang mit Reanimation und Patientenverfügung in der Notaufnahme: Ergebnisse einer Onlineumfrage unter den Mitgliedern der DGINA. Notf Rettungsmedizin. Oktober 2014;17(6):500–6.

193. Wiesing U. Ethikberatung in der klinischen Medizin (2006), Stellungnahme der Zentralen Kommission zur Wahrung ethischer Grundsätze in der Medizin und ihren Grenzgebieten (Zentrale Ethikkommission). Dtsch Ärztebl. 2006;103(24):A1703–1707.

194. Tanner S, Albisser Schleger H, Meyer-Zehnder B, Schnurrer V, Reiter-Theil S, Pargger H. Klinische Alltagsethik – Unterstützung im Umgang mit moralischem Disstress? Evaluation eines ethischen Entscheidungsfindungsmodells für interprofessionelle klinische Teams. Med Klin – Intensivmed Notfallmedizin. Juni 2014;109(5):354–63.

195. Fragenkatalog der Nimwegener-Methode. Beilage zu: Ansen H, Gödecker-Geenen N, Nau H. Soziale Arbeit im Krankenhaus: Reinhardt; 2004. [Internet]. [zitiert 8. September 2016]. Verfügbar unter: https://www.reinhardt-verlag.de/pdf/material2561_3.pdf

196. Forte DN, Vincent JL, Velasco IT, Park M. Association between education in EOL care and variability in EOL practice: a survey of ICU physicians. Intensive Care Med. März 2012;38(3).404–12.

197. Malhotra C, Chan N, Zhou J, Dalager HB, Finkelstein E. Variation in physician recommendations, knowledge and perceived roles regarding provision of end-of-life care. BMC Palliat Care. 2015;14:52.
198. Vincent JL. Forgoing life support in western European intensive care units: the results of an ethical questionnaire. Crit Care Med. August 1999;27(8):1626–33.
199. Peabody JW, Luck J, Glassman P, Jain S, Hansen J, Spell M, et al. Measuring the quality of physician practice by using clinical vignettes: a prospective validation study. Ann Intern Med. 16. November 2004;141(10):771–80.
200. Peabody JW, Luck J, Glassman P, Dresselhaus TR, Lee M. Comparison of vignettes, standardized patients, and chart abstraction: A prospective validation study of 3 methods for measuring quality. JAMA. 5. April 2000;283(13):1715–22.
201. Raab-Steiner E, Benesch M. Der Fragebogen: von der Forschungsidee zur SPSS-Auswertung. 4., aktualisierte und überarbeitete Auflage. Wien: Facultas; 2015. 196 S. (UTB Schlüsselkompetenzen).
202. Schumann JH, Alfandre D. Clinical ethical decision making: the four topics approach. Semin Med Pr. 2008;11:36–42.
203. Rammstedt B. Zur Bestimmung der Güte von Multi-Item-Skalen: Eine Einführung (ZUMA How-to-Reihe Nr. 12). Mannheim: Zentrum für Umfragen. 2004.
204. Katz MH. Multivariable analysis: a practical guide for clinicians and public health researchers. Third Edition. Cambridge; New York: Cambridge University Press; 2011. 233 S.
205. Strobl C. Design und Validierung von Fragebogen [Internet]. [zitiert 12. August 2016]. Verfügbar unter: https://www.fortbildung.usz.ch/pdf/HS2014/2014-10-30_Vortrag_Strobl_Fragebogen_Medi.pdf
206. World Medical Association. WMA Deklaration von Helsinki – Ethische Grundsätze für die medizinische Forschung am Menschen [Internet]. [zitiert 15. September 2016]. Verfügbar unter: https://www.bundesaerztekammer.de/fileadmin/user_upload/Deklaration_von_Helsinki_2013_DE.pdf
207. Katz MH. Study design and statistical analysis: a practical guide for clinicians. Cambridge: Cambridge University Press; 2006. 188 S.
208. Eckstein PP. Angewandte Statistik mit SPSS: praktische Einführung für Wirtschaftswissenschaftler. 8., überarbeitete und erweiterte Auflage. Wiesbaden; 2016. 378 S. (Lehrbuch).
209. Schäfer A, Schöttker-Königer T. Statistik und quantitative Methoden für Gesundheitsfachberufe: mit 79 Abbildungen. Berlin Heidelberg: Springer; 2015. 199 S.
210. Arampatzis S, Lindner G, Irmak F, Funk G-C, Zimmermann H, Exadaktylos AK. Geriatric urolithiasis in the emergency department: risk factors for hospitalisation and emergency management patterns of acute urolithiasis. BMC Nephrology. 2012;13(1).
211. Cleff T. Deskriptive Statistik und moderne Datenanalyse: eine computergestützte Einführung mit Excel, SPSS und STATA. 1. Aufl. Wiesbaden: Gabler; 2008. 202 S. (Lehrbuch Online Plus).
212. McHugh ML. The Chi-square test of independence. Biochem Medica. 2013;143–9.
213. Krause SW, Schildmann J, Lotze C, Winkler EC. Rationing cancer care: a survey among the members of the german society of hematology and oncology. J Natl Compr Cancer Netw JNCCN. 1. Juni 2013;11(6):658–65.

214. Balogh EP, Miller BT, Ball JR, NAM, Herausgeber. Improving Diagnosis in Health Care [Internet]. Washington, DC: The National Academies Press; 2015 [zitiert 4. Oktober 2015]. Verfügbar unter: https://www.nap.edu/catalog/21794/improving-diagnosis-in-health-care

215. Marewski JN, Gigerenzer G. Heuristic decision making in medicine. Dialogues Clin Neurosci. 2012;14(1):77–89.

216. Kahneman D. Schnelles Denken, langsames Denken / Daniel Kahneman. Aus dem Amerikan. Engl. von Thorsten Schmidt. 1. Aufl. München: Siedler; 2012.

217. Levin TT, Moreno B, Silvester W, Kissane DW. End-of-life communication in the intensive care unit. Gen Hosp Psychiatry. Juli 2010;32(4):433–42.

218. Luetz A, Weiss B, Held H, Spies CD. Das Delir auf Intensivstationen: Ein Überblick für Pflegekräfte und Ärzte. Med Klin – Intensivmed Notfallmedizin. 2012;107(4):289–300.

219. You JJ, Dodek P, Lamontagne F, Downar J, Sinuff T, Jiang X, et al. What really matters in end-of-life discussions? Perspectives of patients in hospital with serious illness and their families. Can Med Assoc J. 12. September 2014;186(18):E679–87.

220. Patel K, Janssen DJ a., Curtis JR. Advance care planning in COPD. Respirology. 1. Jänner 2012;17(1):72–8.

CPSIA information can be obtained
at www.ICGtesting.com
Printed in the USA
LVHW091004230221
679721LV00009B/78